膵癌取扱い規約

General Rules for the Study of Pancreatic Cancer

2016年7月

第7版

日本膵臓学会 ● 編

July 2016（The 7th Edition）
Japan Pancreas Society

金原出版株式会社

第7版 序

　本邦では1980年10月に手術所見記載，病理学的検索および組織学的分類を共通の基準の下に検討する手段として「外科・病理 膵癌取扱い規約（第1版）」が発刊された．その後，改訂を重ね1996年には日本語版に改訂を加えた英語版が発刊され国際的にも用いられるようになった．一方，欧米ではUICCにより1987年に膵癌のTNM分類とStage分類が作成され，2009年にはUICC第7版が発刊され広く用いられている．両規約ともTNM分類を用いているが，本邦の規約は多くの臨床情報の記録を，UICCでは臓器横断的なシンプルな表現を重視していたために，T分類，N分類，Stage分類が著しく異なったものとなり，本邦と欧米との膵癌治療成績を比較するうえで大きな障害となっていた．それ故に，本邦の規約の長所を保持しつつ，国際標準に整合性をもって対応可能な新規約を作成することが望まれてきた．

　2013年4月より規約第7版の改訂に向けて①TNM分類とStage分類の再考，②切除可能性分類（Resectability：Resectable, Borderline resectable, Unresectable）の導入，③画像診断による判定基準の導入，④病理分類をWHOとの整合性をはかることの4点を最重点項目として協議を開始した．さらに，術前加療が積極的に行われてきている現状をふまえて生検診断，細胞診，術前治療後の組織学的治療効果判定基準の策定などの新規項目を加えることとした．このため，規約検討委員を25名（外科12名，内科4名，病理7名，画像診断1名，解剖1名）に増員し，計7回の委員会にて協議を重ねて，2015年10月に規約第7版草案を作成した．この草案を日本膵臓学会ホームページに公開しパブリックコメントを求めると共に，11月には公聴会（第77回日本臨床外科学会総会，福岡）を開催して幅広い層からの多数のご意見を頂いた．これを受けて規約検討委員会にて再検討を行うと共に，特に本邦独自の膵頭神経叢を含む膵外神経叢の抜本的見直しのために「膵外神経叢ワーキンググループ」を新たに招集して討議を重ねたすえ，2016年3月に第8回規約検討委員会をもって完成するに至った．

　今回の改訂では，大幅な改訂とCT画像を含めた新規項目を追加したため，第6版補訂版の57頁から倍以上の121頁へ増加している．実地臨床に用いやすいように巻頭には記載項目を規約摘記としてまとめ，詳細は本文で記載することとし，日本膵臓学会全国膵癌登録症例のデータから検討した各因子やStageごとの成績なども掲載した．膵癌診療ガイドラインとも歩調を合わせており日常臨床に活用されるとともに，本規約に基づいて蓄積されたデータからなる研究成果が世界に発信されることを望む．

　今回の改訂および新規項目の要点は，以下の如くである．
　＜改訂項目＞
- 腫瘍占居部位：膵体部と尾部の境界を大動脈左縁に変更した．
- T分類：T3，T4分類をUICCのTNM分類（第7版）に準じて上腸間膜動脈（SMA）と腹腔動脈（CA）への浸潤の程度にて分類した．さらに，T1分類はIPMNへの将来的な活用も視野に入れて，腫瘍の大きさに応じてT1a，T1b，T1cと亜分類した．
  - 膵外神経叢の解剖学的再検討を行い新たな図を作成し，手術写真とともに掲載した．
- N分類：群分類から領域リンパ節内の転移個数による分類にした．領域リンパ節内の転移個数によって1～3個までの転移をN1a，4個以上の転移をN1bに亜分類した．

- Stage 分類：UICC の Stage 分類（第 7 版）と整合性をもたせ，予後の層別化よりも切除可能性分類と対照させて，治療計画作成に役立つことを重視した．Stage Ⅱまでは切除可能（R）または切除可能境界（BR-PV）膵癌，Stage Ⅲは切除可能境界（BR-A）または局所進行切除不能膵癌（UR-LA），Stage Ⅳは遠隔転移（UR-M）とした．
- 記載方法の作成および修正
  - 癌浸潤の有無を（−）（＋）から 0，1 に表記方法を変更した．
  - 局所腫瘍遺残度の評価（R）にて，R0 の場合に断端部からの距離の記載を推奨した．
  - 膵切除断端（PCM）および胆管切除断端（BCM）陽性の場合に上皮内癌のみ（e）か，浸潤癌（i）を記載とした．
  - 癌の浸潤増殖様式の記載法を INF α，β，γ から INFa，b，c に変更した．
- 病理組織学的分類
  - WHO の消化器腫瘍分類（2010 年）との整合性をはかった．
  - 膵管内腫瘍は，膵管内乳頭粘液性腫瘍（IPMNs），膵管内管状乳頭腫瘍（ITPNs），膵上皮内腫瘍性病変（PanIN）に分類した．
  - 浸潤性膵管癌は形態学的表記（乳頭腺癌：pap，管状腺癌：tub）から分化度（高分化型：wel，中分化型：mod，低分化型：por）による表記に変更した．

<新規項目>
- CT 画像診断：CT 画像の診断指針，膵癌の局所進展度の評価方法を提示した．T 因子と切除可能性分類別の代表的な CT 画像例を提示した．CT 画像と病理組織像を比較した．
- 切除可能性分類：CT 画像に基づいて得られる解剖学的所見のみからなる切除可能性分類を策定した．切除可能（R），切除可能境界（BR：BR-PV，BR-A），切除不能（UR：UR-LA，UR-M）とした．
- 生検診断，細胞診，術前治療後の組織学的評価を策定した．

2016 年 6 月
日本膵臓学会　膵癌取扱い規約検討委員会

委員長　伊佐地秀司

【外科】：江川新一，岸和田昌之，北川裕久，里井壯平，高折恭一，谷　眞至，羽鳥　隆，
　　　　藤井　努，村上義昭，山口幸二，吉富秀幸
【内科】：伊佐山浩通，糸井隆夫，伊藤鉄英，奥坂拓志
【病理】　組織診・生検診：福嶋敬宜，古川　徹，柳澤昭夫
　　　　細胞診：内藤善哉，中泉明彦
　　　　組織学的治療効果判定：内田克典，眞杉洋平
【画像】：蒲田敏文
【解剖】：易　勤
【日本膵臓学会膵癌登録】：水間正道

（五十音順）

第6版補訂版　序

　日本膵臓学会膵癌取扱い規約検討委員会では膵癌取扱い規約第6版を2009年に出版した。その後2010年に消化器腫瘍のWHO分類が改訂され，膵NETの新分類が発表された。そして2011年には本邦規約の英語版第3版を出版したが，この英語版ではNETについて2010年のWHO分類を採用した。今回，そこで英語版と同様に第6版の内分泌腫瘍（Endocrine neoplasms）の部分をWHOの神経内分泌腫瘍（Neuroendocrine neoplasms）の分類に基づいて記載を変更し，ここに第6版補訂版として出版することとした。

2013年7月
日本膵臓学会　膵癌取扱い規約検討委員会
　　　　　　　　　　　　　　　　　　　　　　　　　　　　　　委員長　中尾昭公

【外科】：伊佐地秀司，今泉俊秀，江川新一，太田哲生，木下壽文，木村　理，杉山政則，
　　　　高折恭一，竹田　伸，梛野正人，安田秀喜，山口幸二
【内科】：乾　和郎，税所宏光，須山正文，山雄健次
【病理】：加藤　洋，堤　雅弘，古川　徹，柳澤昭夫

（五十音順）

第 6 版　序

　本邦の膵癌取扱い規約は1980年に第1版が発刊されて以来改訂を重ね，2002年の第5版が出版されて7年を経過した。また，この間1997年には英語版第1版が発刊され，2003年には第2版も発刊されて今日に至っている。この日本膵臓学会（JPS）の膵癌取扱い規約はUICCの分類と並んで，本邦のみでなく世界的にも利用されることが多くなってきている。また2006年にはJPSより膵癌診療ガイドラインも発刊され，取扱い規約と診療ガイドラインは本邦における膵癌診療の両輪となってきている。また1981年より開始され継続している膵癌登録も貴重な資料として活用されてきている。

　膵癌取扱い規約検討委員会では，第5版発刊後，この7年間で8回の委員会が開催された。また，この期間中，委員長を川原田嘉文委員長から伊佐地秀司委員長へと交代し，さらには私へと交代した。第5版について手術術式の整理やT, N, M, Stage分類につき，JPSの膵癌登録の成績も参考にして検討が繰り返された。また病理分類については主としてIPMN, MCNについて検討がなされた。この結果を基に2008年7月（日本膵臓学会大会，横浜）に公聴会を開催し，さらにJPSのホームページに掲載し幅広い層からご意見を頂いた。その結果，第5版の全面改訂には至らず，一部の改訂のみに留まった。また規約はあくまで誰もが簡便でわかりやすく，信頼性のあるもので，かつ継続性がなければならない。JPSの規約はUICCと比較して，T，特にNの分類でその特徴と長所があると思われ，今回も改訂されることなく継続されている。今後に残された問題としてはRPとPLの定義，MCCやIPMCにおけるminimal invasionの定義や万国共通の規約を確立することなどがあると思われる。

　JPSの規約がさらに広く普及し，利用され，日常膵癌診療成績の向上に役立つことを期待するものである。

2009年7月
　日本膵臓学会　膵癌取扱い規約検討委員会

委員長　中尾昭公

【外科】：伊佐地秀司，今泉俊秀，江川新一，太田哲生，木下壽文，木村　理，杉山政則，
　　　　 高折恭一，竹田　伸，梛野正人，安田秀喜，山口幸二
【内科】：乾　和郎，税所宏光，須山正文，山雄健次
【病理】：加藤　洋，堤　雅弘，古川　徹，柳澤昭夫

（五十音順）

第 5 版　序

　癌の stage 分類は，治療方針の選択や予後の予測のみならず，治療効果の判定や多施設間での治療成績の比較にも重要である．その分類は簡便で，わかりやすく，信頼性があり，国際的にも通用することが最も大切である．

　本邦の膵癌取扱い規約は 1980 年に第 1 版が発刊されて以来改訂を重ねて，1993 年の規約第 4 版では UICC の TNM 分類に近似した内容となり，1996 年には日本語版に少しの改訂を加えて英語版が発刊された．一方，欧米では UICC により 1987 年に膵癌の TNM 分類と Stage 分類が作成され，広く用いられてきた．また 1997 年には Stage IV を IVA と IVB に細分するなど本邦規約に近づいた形で改訂がなされている．しかし，両規約とも TNM 分類による Stage 分類を用いているが，その詳細は著しく異なっており，これは本邦と欧米との膵癌治療成績を比較するうえで大きな障害となっていた．

　膵癌取扱い規約検討委員会では 1997 年 7 月より規約第 4 版の改訂に向けて，まず本邦規約と UICC 規約を比較検討して，それぞれの長所と短所を明らかにするとともに，日本膵臓学会全国膵癌登録症例のデータから規約第 4 版の各因子の妥当性を詳細に検討した．

　本邦規約の長所を欠くことなく，簡便で，分かりやすく，国際的にも通用する規約を目指して，2000 年 9 月に規約第 5 版の委員会案を作成した．この委員会案に対して日本膵臓学会の名誉会員，特別会員，評議員の諸先生から貴重なご意見・ご指摘を頂き，さらに 2001 年 6 月（日本肝胆膵関連学術会議，仙台市）および 7 月（日本膵臓学会，小倉市）に，公聴会を兼ねて規約第 5 版に関するシンポジウムを開催して幅広い層からのご意見を頂いた．委員会ではこれらの貴重なご意見・ご指摘を再検討して 2001 年 12 月に規約第 5 版の最終案を作成し，再度，日本膵臓学会評議員等の諸先生のご意見を賜り，2002 年 2 月に最終案を一部修正して，ここに規約第 5 版を完成させるに至った．

　今回の改訂の要点は，以下の如くである．

- ●T 分類：これまで曖昧さを含むと批判されていた 6 因子（CH，DU，S，RP，PV，A）の 4 段階の局所進展度判定（0：なし，1：疑わしい，2：明らか，3：高度または他臓器浸潤）による分類を止め，新たに膵外神経叢浸潤（PL）を進展度因子として加え，さらに規約第 4 版の S_3，RP_3 に相当する他臓器浸潤を他臓器への浸潤（OO）として一括し，8 因子（CH，DU，S，RP，PV，A，PL，OO）の浸潤の有無（あり，なし）で判定し T 分類を記載するようにした．
- ●N 分類：リンパ節の群分類を大幅に改め，通常の切除により含まれるリンパ節を 1 群とし，さらにリンパ流，リンパ節転移率および予後の成績に基づいて 2 群，3 群を規定し直した．またリンパ節 12 番と 14 番の分類を簡素化した．
- ●M 分類：これまで 3 群を超えるリンパ節転移を遠隔転移（M1）としていたが，3 群（N3）を

含めて M1 とした。
- Stage 分類：全国膵癌登録症例のデータに基づき，T 因子別生存曲線は T1＞＞T2＞T3＞＞T4 で，N 因子別生存曲線は N0＞＞N1＞＞N2＞N3 であることから，T と N 分類の重み付けをほぼ同等にする Stage 分類を採用した。
- 根治性の評価（Curability）を廃し，局所癌遺残度の評価（R 分類）を採用した。
- 病理分類としては，膵管内腫瘍（IT）を膵管内乳頭粘液性腫瘍（IPMT）と膵管内管状腫瘍（ITT）に分類し，さらにこれまで混同されぎみであった粘液性囊胞腫瘍と膵管内腫瘍の特徴を明記した。

2002 年 4 月

　　　　　　　　　　　　　　　　　　　日本膵臓学会膵癌取扱い規約検討委員会
　　　　　　　　　　　　　　　　　　　　　　　　委員長　　川原田嘉文
　　　　　　内科系委員：有山　襄，大井　至
　　　　　　外科系委員：跡見　裕，伊佐地秀司，尾形佳郎，
　　　　　　　　　　　　高田忠敬，武田和憲，二村雄次
　　　　　　病理系委員：加藤　洋，向井　清
　　　　　　　　　　　　　　　　　　　　　　　　　　（五十音順）

第4版 序

　本規約は1980年に第1版を発刊以来2回の改訂を重ね，1986年の第3版ではリンパ節の群分類や病理学的検索に重点をおいて改訂が行われ，内容が充実して，日本膵臓学会のみならず他の学会の発表においても広く利用され，最近では国際学会や欧米論文にも引用されるようになってきた。また日本膵臓学会の膵癌登録委員会では1981年度から，本規約に基づいて全国の膵癌登録を開始し，1990年度には10年度分の11,317例が総集計されて貴重な成績が得られているが，この間に本規約に関する種々の問題点も浮き彫りにされた。

　日本膵臓学会では1991年7月に土屋凉一前委員長に変わり水本龍二が膵癌取扱い規約検討委員会の委員長に指名されたのを機に，規約検討委員の約半数を若手に変更するとともに日本病理学会から推薦していただいた病理専攻の4名を加え，佐藤寿雄会長，土屋凉一前委員長を含めて計19名の委員からなる委員会を構成し，10年間の全国膵癌登録症例の成績を検討しながら，全面的な規約改訂の作業を進めてきた。すなわち，臨床的には膵癌，特に膵管癌に重点をおいて規約を改正し，病理学的立場からは膵癌のみならず広く膵腫瘍を対象とし，組織分類の主眼は膵外分泌腫瘍の分類におき，これをまず囊胞腫瘍と非囊胞腫瘍とに分け，さらに囊胞様病変も加えて，これらを予後を左右する因子，特に浸潤の程度を基準に分類したところにある。一方，臨床規約については10年間の全国膵癌登録症例の成績に基づいて進行度分類やリンパ節の群分類につき再検討を加えた。すなわち，リンパ節分類については合同リンパ節委員会に従って16番を細分し，また14番の群分類を変更した。進行度分類としてはこれまでの腫瘍径を示すTを廃止し，T因子のなかに膵周囲浸潤を示すS, RP, PV, A, DU, CH因子を含めて本規約特有のTNM分類を作成し，結果としてUICCのTNM分類に近似した分類となった。また手術の根治性の評価としては胃癌取扱い規約の改訂（12版）に合わせて，絶対治癒，相対治癒などの表現を廃し，癌の遺残の有無により分類した。さらに最近行われている種々の膵切除術式を考慮して術式の記載法を改訂したことなどである。

　本年からアメリカ膵臓学会誌Pancreasが日本膵臓学会の英文誌にもなったことから，本学会は，国際的にも今まで以上に注目されるものと期待されるところであるが，かかる時期にあたり国際性に富んだ改訂版を刊行できることはきわめて意義深いものと考えられ，本規約がさらに広く普及し利用されて，膵癌治療成績の向上に役立つことを期待するものである。

1993年9月
膵癌取扱い規約検討委員会　　　　　　　　　　　　　　　　　　　　　　委員長　水本龍二

【外科】：尾形佳郎，尾崎秀雄，黒田　慧，斉藤洋一，佐藤寿雄，鈴木　敏，土屋凉一，
　　　　角田　司，永川宅和，中山和道，羽生富士夫，松野正紀
【内科】：有山　襄，中澤三郎
【病理】：加藤　洋，小西陽一，向井　清，諸星利男

（五十音順）

第3版 序

　第2版刊行以来4年以上経過したが，この間本規約は広く利用され，単に日本膵臓病研究会のみならず他の学会の発表においても本規約が採用されている．さらに，日本膵臓病研究会においては膵癌登録小委員会を発足させ，斉藤洋一教授を委員長として昭和56年度から，膵癌取扱い規約に基づいた全国の膵癌登録事業が開始され成果を挙げている．

　この間，規約の問題点について検討を重ねてきたが，胃癌や大腸癌などの規約委員会との間で，とくにリンパ節に関する意見の調整がようやく固まったので，ここに改訂版を出すことにした．登録の方からみても昭和61年度は5年目にあたり，61年度は従来の規約（第2版）に基づいて集計し，丸5年間の成績を得た後，昭和62年度より改訂された規約に基づいて登録するようになっている．

　これまで提起された問題は主として病理学的検索に関する部分が主であった．そこで日本病理学会より林　活次，森　亘の両氏を推薦していただきここに膵癌病理規約検討小委員会を新しく発足させたのである．これまで8回にわたって単に病理学的な面のみでなく全般的に検討していただいた．即ち 1）組織学的分類とその付図，2）門脈系静脈，動脈への浸潤の組織学的所見の記載，3）膵内膵外の神経浸潤の記載，4）膵後面に接する組織の定義，5）リンパ節の分類，6）その他文句および図表の修正などが，検討された問題点である．長時間審議していただいた委員各位及び研究協力者の諸先生方に深甚の謝意を表するものである．

　昭和60年日本膵臓学会へと発展的解消を遂げ，昭和61年7月25，26日最初の日本膵臓学会年次学術集会が仙台で佐藤寿雄年次学術集会会長主宰の下で開催される．この意義深い年に改訂版を刊行しうることを慶ぶとともに，本規約がさらに広く利用され，膵癌治療成績の向上に役立つよう祈念するものである．

　昭和61年8月

　　膵癌取扱い規約作成小委員会　　　　　　　　　　　　　　　委員長　土屋　凉一
　　　尾崎　秀雄　　小泉金次郎　　後藤　由夫　　斉藤　洋一　　佐藤　寿雄
　　　竹内　正　　　林　活次　　　細田　四郎　　水本　龍二　　若林　利重
　　膵癌リンパ節規約作成小委員会　　　　　　　　　　　　　　委員長　土屋　凉一
　　　内田耕太郎　　尾形　佳郎　　尾崎　秀雄　　黒田　慧　　　斉藤　洋一
　　　佐藤　寿雄　　中山　和道　　水本　龍二　　宮崎　逸夫
　　膵癌病理規約検討小委員会　　　　　　　　　　　　　　　　委員長　土屋　凉一
　　　内田耕太郎　　尾形　佳郎　　尾崎　秀雄　　黒田　慧　　　斉藤　洋一
　　　佐藤　寿雄　　冨岡　勉　　　中山　和道　　林　活次　　　水本　龍二
　　　宮崎　逸夫　　森　亘
　　　　　　　　　　　　　　　　　　　　　　　　　　　　　　（アイウエオ順）

第2版　序

　昭和55年10月に上梓した膵癌取扱い規約ではリンパ節の群別，リンパ節郭清の程度による膵切除の分類，治癒切除と非治癒切除，さらには膵癌の肉眼的進行度分類について，検討不十分であり時期尚早のため白紙とし，その後の検討にまつことにしていた。

　そこで教室を含めた代表的な10施設より委員会を選びリンパ節規約作成小委員会を設け，膵癌切除例におけるリンパ節転移を検討，まづ膵頭部癌のリンパ節群別と転移程度の分類を行った。膵体尾部癌については切除症例が少なく統計処理が出来なかったので，一応リンパ節の群別は行ったが試案として提示することにした。膵体尾部癌は勿論であるが，膵頭部癌のリンパ節群別についても今後多数の症例をもちよって検討されねばならないと考えている。

　リンパ節の群別の合意がほぼ得られたので上述の白紙の部分を審議してこれを埋めることにし，胃癌研究会との合同リンパ節検討委員会との合意の結果も加え，さらに病理の部を除き初版の規約全般について不備な点を改めることにした。

　この間数回にわたって開催した小委員会において長時間にわたる審議をしていただいた各委員の御協力に深甚の謝意を表したい。とくに本年8月金沢においては一晩泊りこんで精力的に検討していただいた。宿泊地その他お世話いただいた金沢大学第二外科宮崎逸夫教授ならびに教室の方に厚く御礼申し上げる次第である。

　改正案については従来の膵癌取扱い規約作成小委員会の各委員の了承を得たので，ここに改訂版として上梓するものである。

　　昭和56年11月

　　　　　　　　　　　　　　　膵癌取扱い規約作成小委員会
　　　　　　　　　　　　　　　　　　委員長　土屋　凉一
　　　　　　　尾崎　秀雄，小泉金次郎，後藤　由夫
　　　　　　　斉藤　洋一，佐藤　寿雄，竹内　　正
　　　　　　　林　　活次，細田　四郎，水本　龍二
　　　　　　　若林　利重
　　　　　　　　　　　　　　膵癌リンパ節規約作成小委員会
　　　　　　　　　　　　　　　　　　委員長　土屋　凉一
　　　　　　　内田耕太郎，尾形　佳郎，尾崎　秀雄
　　　　　　　黒田　　慧，斉藤　洋一，佐藤　寿雄
　　　　　　　中山　和道，水本　龍二，宮崎　逸夫
　　　　　　　　　　　　　　　　　　　（アイウエオ順）

序

　膵癌の発生頻度が世界的に増加しているにかかわらず，その治療成績はなお惨憺たるものである。ここに膵癌の手術成績を共通の基盤の上に立って論じ，一歩でも治療成績を向上せしめるため，一定の規約を作ろうとして日本膵臓病研究会では昭和53年10月18日膵癌取扱い規約作成小委員会が発足した。

　これまで日本膵臓病研究会には膵癌小委員会があり，昭和51年3月28日膵癌および膵頭（十二指腸）領域癌の分類とリンパ節の命名について試案を答申，ついで膵癌組織分類小委員会が発足，その試案もまとまったので，これら両委員会の案を統合して規約を作成することになったのである。

　所属リンパ節命名とその定義については，胃癌研究会との合意を得べく合同委員会をもち検討し，ようやく大方の意見の一致をみるに至ったが，一部はなお今後の問題として残されたものがある。またリンパ節の群別，リンパ節郭清の程度による膵切除術の分類，治癒切除と非治癒切除，さらには膵癌の肉眼的進行度分類については，検討不十分あるいは時期尚早の意見があり，今後精力的に検討することになった。

　しかし，規約としてまとまった部分だけでも早く刊行すべきであるという顧問会議，運営委員会の意見に基づいて，ここに規約作成小委員会案として金原出版より公刊してもらうことにした。

　昭和55年9月

膵癌取扱い規約作成小委員会

委員長　土屋　凉一

尾崎　秀雄，小泉金次郎，後藤　由夫
斉藤　洋一，佐藤　寿雄，竹内　正
林　活次，細田　四郎，水本　龍二
若林　利重
（アイウエオ順）

利益相反に関して

　日本膵臓学会では，膵癌取扱い規約第7版の作成にあたり，作成に携わった委員等に対して膵癌取扱い規約の内容・記載と関連する企業との経済的利害関係につき，下記の基準で利益相反状況の申告を求めた．

　申告された企業名を下記に示す（対象期間は2013年1月1日から2015年12月31日）．非営利団体は含まれない．

---

1. 委員または委員の配偶者，一親等内の，または収入・財産を共有する者が個人として何らかの報酬を得た企業・団体
   役員・顧問職（100万円以上），株（100万円以上または当該株式の5％以上保有），特許権使用料（100万円以上）
2. 委員が個人として何らかの報酬を得た企業・団体
   講演料（50万円以上），原稿料（50万円以上），その他の報酬（5万円以上）
3. 委員の所属部門と産学連携を行っている企業・団体
   研究費（100万円以上），奨学寄付金（100万円以上），寄付講座，寄付金（200万円以上）

作成関係者と企業との経済的な関係（五十音順）
1. なし
2. エーザイ株式会社，大鵬薬品工業株式会社
3. 味の素株式会社，アストラゼネカ株式会社，エーザイ株式会社，大塚製薬株式会社，小野薬品工業株式会社，オンコセラピー・サイエンス株式会社，協和発酵キリン株式会社，グラクソ・スミスクライン株式会社，興和株式会社，塩野義製薬株式会社，JUNKEN MEDICAL株式会社，ゼリア新薬工業株式会社，センチュリーメディカル株式会社，大日本住友製薬株式会社，大鵬薬品工業株式会社，武田バイオ開発センター株式会社，中外製薬株式会社，ナノキャリア株式会社，日本イーライリリー株式会社，日本ゼオン株式会社，日本ベーリンガーインゲルハイム株式会社，ノバルティス ファーマ株式会社，バイエル薬品株式会社，株式会社パイオラックスメディカルデバイス，株式会社日立メディコ，ファイザー株式会社，富士フイルム株式会社，ボストン・サイエンティフィック ジャパン株式会社，メルクセローノ株式会社，株式会社ヤクルト本社

　なお，利益相反の扱いは，国内外で議論が進行中であり，今後，適宜，方針・様式を見直すものである．

目　次

略語 ·· 1
規約摘記 ·· 2
規約記載上の病理チェックリスト ············ 7

Ⅰ．緒言（目的および対象を含む） ···· 9
Ⅱ．記載法の原則 ······························ 10
Ⅲ．所見の記載法 ······························ 12
1. 原発巣の記載 ··································· 12
   1) 腫瘍占居部位 ······························ 12
   2) 病巣の数と大きさ（TS） ············ 12
   3) 肉眼型分類 ································· 13
   4) 膵局所進展度（T） ····················· 14
      (1) T 分類 ·································· 14
      (2) T 因子記載における
          画像診断指針 ······················ 19
      (3) T 因子の CT 画像の実際
          （病理との対比） ··············· 26
2. リンパ節転移の記載 ······················· 33
   1) リンパ節の名称 ·························· 33
      (1) 膵臓に関連するリンパ節の
          番号・名称・境界 ·············· 33
      (2) 膵臓に関連するリンパ節の
          番号とリンパ節転移の
          CT 診断基準 ······················· 36
   2) 領域リンパ節 ······························ 40
   3) リンパ節転移の記載法 ··············· 40
      (1) リンパ節転移の程度（N） ········ 40
      (2) リンパ節転移度 ···················· 40
3. 遠隔転移の記載（M） ······················· 44
   1) 腹膜転移（P） ····························· 44
   2) 肝転移（H） ······························· 44
4. 進行度（Stage） ······························· 45
5. 切除可能性分類 ······························· 48
   1) 切除可能性分類 ·························· 48
   2) 切除可能性分類における
       CT 画像の実際 ·························· 50

Ⅳ．外科的治療 ·································· 54
1. 手術の種類 ······································ 54
   1) 手術の内容 ································· 54
   2) 手術の到達法 ····························· 54
2. 膵切除術式の記載 ··························· 54
   1) 切除術式の種類 ·························· 54
   2) 合併切除臓器 ····························· 55
   3) 再建術式の種類 ·························· 55
      (1) PD, PPPD, SSPPD 後の
          再建術式 ······························ 55
      (2) 膵再建法の種類 ···················· 55
3. リンパ節郭清度の分類（D） ············ 56
4. 腫瘍遺残度の評価（R） ···················· 56
   1) 膵切除断端（PCM） ···················· 56
   2) 胆管切除断端（BCM） ················ 57
   3) 膵周囲剝離面（DPM） ··············· 57

Ⅴ．治療成績 ······································ 58
1. 患者数 ··· 58
2. 予後調査 ··· 58
3. 死因 ··· 58
4. 再発形式 ··· 58
5. 生存率 ··· 58

Ⅵ．切除材料の取扱いと検索方法 ···· 59
1. 切除膵（または摘出膵）の取扱い ··· 59
2. 切り出し方法 ·································· 61
   1) 膵頭十二指腸切除標本の場合 ···· 61
   2) 膵体尾部切除標本の場合 ··········· 61
   3) 膵全摘標本の場合 ······················ 61
3. 腹腔細胞診の実施方法 ··················· 61

Ⅶ．膵腫瘍の組織所見 ······················ 64
1. 膵腫瘍の組織型分類 ······················· 64
   [1] 上皮性腫瘍 ······························ 64
   [2] 非上皮性腫瘍 ·························· 65
2. 癌の間質量 ······································ 66
3. 癌の浸潤増殖様式（INF） ··············· 66
4. リンパ管侵襲（ly） ·························· 66
5. 静脈侵襲（v） ·································· 66
6. 神経浸潤（ne） ································ 66
7. 主膵管内進展（mpd） ····················· 67

8. 組織学的分類の説明 ………………… 67
 ［1］上皮性腫瘍 …………………… 67
 ［2］非上皮性腫瘍 ………………… 73
 病理図譜 ……………………………… 74
  外分泌腫瘍 ………………………… 74
   漿液性腫瘍 ……………………… 74
   粘液性囊胞腫瘍 ………………… 75
   膵管内腫瘍 ……………………… 77
   膵上皮内腫瘍性病変 …………… 84
   浸潤性膵管癌 …………………… 85
   腺房細胞腫瘍 …………………… 90
  神経内分泌腫瘍 …………………… 91
  分化方向の不明な上皮性腫瘍 …… 93

Ⅷ．膵腫瘍の生検・細胞診所見 ……… 96
 1. 膵生検組織診断報告 ……………… 96
   生検図譜 ………………………… 97

 2. 膵細胞診断報告 …………………… 101
  1) 報告様式と判定 ………………… 101
  2) 腹腔洗浄細胞診（CY）の
     判定区分 ……………………… 101
  3) 疾患，各膵腫瘍 ………………… 102
   細胞診図譜 ……………………… 105

Ⅸ．術前治療後の組織学的評価 ……… 111
 薬物・放射線治療後の組織学的
 効果判定基準 ……………………… 111
 薬物・放射線治療後の組織学的所見 … 114
 組織学的治療効果判定例（Grade 2）… 116

付．TNM 分類（UICC）第 7 版（2009）
    ………………………………………… 119

略　語

Ao	aorta	腹部大動脈
ASPDA	anterior superior pancreaticoduodenal artery	前上膵十二指腸動脈
CA	celiac artery	腹腔動脈
CBD	common bile duct	総胆管
CHA	common hepatic artery	総肝動脈
CHD	common hepatic duct	総肝管
DPA	dorsal pancreatic artery	背側膵動脈
Du	duodenum	十二指腸
GCT	gastrocolic trunk	胃結腸静脈幹
GDA	gastroduodenal artery	胃十二指腸動脈
GEPV	gastroepiploic vein	胃大網静脈
IMA	inferior mesenteric artery	下腸間膜動脈
IMV	inferior mesenteric vein	下腸間膜静脈
IPDA	inferior pancreaticoduodenal artery	下膵十二指腸動脈
IVC	inferior vena cava	下大静脈
J1A	artery of the first jejunum/first jejunal artery	第一空腸動脈
J2A	artery of the second jejunum/second jejunal artery	第二空腸動脈
J1V	first jejunal vein	第一空腸静脈
LGA	left gastric artery	左胃動脈
LGV	left gastric vein	左胃静脈
LHA	left hepatic artery	左肝動脈
LN	lymph node	リンパ節
LRA	left renal artery	左腎動脈
LRV	left renal vein	左腎静脈
MCA	middle colic artery	中結腸動脈
MCV	middle colic vein	中結腸静脈
MPD	main pancreatic duct	主膵管
Pb	pancreatic body	膵体部
Ph	pancreatic head	膵頭部
PHA	proper hepatic artery	固有肝動脈
PIPDA	posterior inferior pancreatoduodenal artery	後下膵十二指腸動脈
PLphI	pancreatic head plexus Ⅰ	膵頭神経叢第Ⅰ部
PLphII	pancreatic head plexus Ⅱ	膵頭神経叢第Ⅱ部
Pt	pancreatic tail	膵尾部
PV	portal vein	門脈
RCV	right colic vein	右結腸静脈
RGEA	right gastroepiploic artery	右胃大網動脈
RGV	right gastric vein	右胃静脈
RHA	right hepatic artery	右肝動脈
RRA	right renal artery	右腎動脈
RRV	right renal vein	右腎静脈
SMA	superior mesenteric artery	上腸間膜動脈
SMV	superior mesenteric vein	上腸間膜静脈
SP	splenic plexus	脾神経叢
SPA	splenic artery	脾動脈
SPV	splenic vein	脾静脈
UP	uncinate process	鉤状突起

規約摘記

Ⅱ．記載法の原則 (p.10)

　主たる対象疾患は膵臓に原発した癌腫である。したがって膵内胆管，十二指腸あるいは十二指腸乳頭部に原発した癌腫は扱わないが，鑑別が困難な場合には本規約に準じて取扱う。癌腫以外の腫瘍や転移性腫瘍についても本規約に準拠して記載することが望ましい。

　　T 分類：臨床所見，手術所見，病理所見，総合所見
　　N 分類：臨床所見，手術所見，病理所見，総合所見
　　M 分類：臨床所見，手術所見，病理所見，総合所見

Ⅲ．所見の記載法

1．原発巣の記載

1）腫瘍占居部位 (p.12)

　膵臓を解剖学的に3つの部位（頭部，体部，尾部：膵体部と尾部の境界は大動脈の左側縁）に分け，鉤状突起は膵頭部に含める。病巣が隣接する2つの部位以上にまたがっている場合は，主な領域を先に書き，その次に浸潤が及んでいる部位を書き加える。

　　記載例：Phb，Pbht

4）膵局所進展度 (T) (p.14)

　主病巣の膵局所進展度はT分類で記載するが，さらに詳細には，局所進展度因子[注1]を記載する。CH，DU，S，RP，PV，A，PL，OO の記号で記載できる。

　　TX：膵局所進展度が評価できないもの
　　T0：原発腫瘍を認めない
　　Tis：非浸潤癌
　　T1：腫瘍が膵臓に限局しており，最大径が20 mm 以下である
　　　T1a　最大径が5 mm 以下の腫瘍
　　　T1b　最大径が5 mm をこえるが10 mm 以下の腫瘍
　　　T1c　最大径が10 mm をこえるが20 mm 以下の腫瘍
　　T2：腫瘍が膵臓に限局しており，最大径が20 mm をこえている
　　T3：腫瘍の浸潤が膵をこえて進展するが，腹腔動脈(CA)もしくは上腸間膜動脈(SMA)に及ばないもの
　　T4：腫瘍の浸潤が腹腔動脈（CA）もしくは上腸間膜動脈（SMA）に及ぶもの

　　注1：局所進展度因子
　　　・胆管浸潤　CH0：なし　CH1：あり*　CHX：判定不能
　　　　　*組織学的には胆管線維筋層あるいはそれより胆管内腔側への浸潤
　　　・十二指腸浸潤　DU0：なし　DU1：あり*　DUX：判定不能
　　　　　*組織学的には十二指腸筋層あるいはそれより十二指腸内腔側への浸潤

- 膵前方組織への浸潤　S0：なし　S1：あり＊　SX：判定不能
    ＊膵前方組織（線維結合組織，脂肪組織など）への浸潤。漿膜面に露出する浸潤を認める場合や膵に隣接する大網，小網，結腸間膜などが腫瘍の浸潤によって癒着している場合もS1とし，その由記載する。
- 膵後方組織への浸潤　RP0：なし　RP1：あり＊　RPX：判定不能
    ＊膵後方組織（線維結合組織，脂肪組織など）への浸潤
    注：SおよびRPは，膵をこえた腫瘍進展の有無を評価しT3を規定する因子となる。S1かRP1か決めがたい場合は，便宜的にRP1とする。
- 門脈系への浸潤　PV0：なし　PV1：あり＊　PVX：判定不能
    ＊組織学的には外膜を含む静脈壁への浸潤
    注：門脈系とは，門脈（PVp），上腸間膜静脈（PVsm），脾静脈（PVsp）とする。
- 動脈への浸潤　A0：なし　A1：あり＊　AX：判定不能
    ＊組織学的には外膜を含む動脈壁への浸潤
    注：動脈とは，上腸間膜動脈（Asm），腹腔動脈（Ace），総肝動脈（Ach），脾動脈（Asp）とする。
- 膵外神経叢浸潤　PL0：なし　PL1：あり　PLX：判定不能
    注：膵外神経叢を同定するのが困難な場合は判定不能とする。
- 他臓器への浸潤　OO0：なし　OO1：あり　OOX：判定不能
    注：他臓器とは副腎，胃，大腸，脾臓，腎静脈，腎，下大静脈，大動脈などで浸潤臓器を明記する。

2．リンパ節転移の記載

2）領域リンパ節 (p.40)

　膵臓における領域リンパ節は腫瘍の占居部位にかかわらず5，6，7，8a，8p，9，10，11p，11d，12a，12b，12p，13a，13b，14p，14d，17a，17b，18と定義する。これ以外のリンパ節（1，2，3，4，15，16a1，16a2，16b1，16b2など）に転移を認めた場合はM1として扱う。

3）リンパ節転移の記載法（N）(p.40)

NX：領域リンパ節転移の有無が不明である
N0：領域リンパ節に転移を認めない
N1：領域リンパ節に転移を認める
　N1a：領域リンパ節に1〜3個の転移を認める
　N1b：領域リンパに4個以上の転移を認める

3．遠隔転移の記載（M）(p.44)

M0：遠隔転移を認めない
M1：遠隔転移を認める

M1のときはその部位を記載する。

規約摘記

　　肺（PUL）　　　骨髄（MAR）　　骨（OSS）　　胸膜（PLE）
　　肝（HEP）　　　腹膜（PER）　　脳（BRA）　　副腎（ADR）
　　リンパ節（LYM）　皮膚（SKI）　　その他（OTH）
　注1：領域リンパ節をこえるリンパ節への転移はM1とする。

M1のうち，特に腹膜転移と肝転移は以下のように記載する。

1）腹膜転移（P）（UICC-TNM表記ではM1 PER）（p.44）
　P0：腹膜転移を認めない
　P1：腹膜転移を認める

2）肝転移（H）（UICC-TNM表記ではM1 HEP）（p.44）
　H0：肝転移を認めない
　H1：肝転移を認める

【腹腔洗浄細胞診（CY）（UICC-TNM表記ではcy＋）】の記載（p.44）
　CYX：腹腔洗浄細胞診を行っていない
　CY0：腹腔洗浄細胞診で癌細胞を認めない
　CY1：腹腔洗浄細胞診で癌細胞を認める
　　CY1は現規約ではM1に入れずに，今後の検討課題とする。

4．進行度（Stage）（p.45）

Stage 0	Tis	N0	M0
Stage ⅠA	T1（T1a，T1b，T1c）	N0	M0
Stage ⅠB	T2	N0	M0
Stage ⅡA	T3	N0	M0
Stage ⅡB	T1（T1a，T1b，T1c），T2，T3	N1（N1a，N1b）	M0
Stage Ⅲ	T4	Any N	M0
Stage Ⅳ	Any T	Any N	M1

5．切除可能性分類（p.48）

　切除可能（Resectable）：R
　　SMV/PVに腫瘍の接触を認めない，もしくは接触・浸潤が180度未満でみられるが閉塞を認めないもの。SMA，CA，CHAと腫瘍との間に明瞭な脂肪組織を認め，接触・浸潤を認めないもの。

　切除可能境界（Borderline resectable）：BR
　　門脈系と動脈系の浸潤により細分する。

規約摘記

BR-PV（門脈系への浸潤のみ）

SMA，CA，CHA に腫瘍の接触・浸潤は認められないが，SMV/PV に 180 度以上の接触・浸潤あるいは閉塞を認め，かつその範囲が十二指腸下縁をこえないもの[注1]。

BR-A（動脈系への浸潤あり）

SMA あるいは CA に腫瘍との 180 度未満の接触・浸潤があるが，狭窄・変形は認めないもの。CHA に腫瘍の接触・浸潤を認めるが，固有肝動脈や CA への接触・浸潤を認めないもの[注2]。

注1：画像上，腫瘍の SMV/PV への接触・浸潤あるいは閉塞が，十二指腸下縁以遠に進展している場合，再建が困難となるため。
注2：門脈系と動脈系ともに接触もしくは浸潤例は BR-A とする。

切除不能（Unresectable）：UR

遠隔転移の有無により細分する。

UR-LA（局所進行）

SMV/PV に腫瘍との 180 度以上の接触・浸潤あるいは閉塞を認め，かつその範囲が十二指腸下縁をこえるもの。SMA あるいは CA に腫瘍との 180 度以上の接触・浸潤を認めるもの。CHA に腫瘍の接触・浸潤を認め，かつ固有肝動脈あるいは CA に接触・浸潤が及ぶもの。大動脈に腫瘍の接触・浸潤を認めるもの。

UR-M（遠隔転移あり）

M1（領域リンパ節をこえるリンパ節への転移を有する場合も含む）。

Ⅳ．外科的治療

4．腫瘍遺残度の評価（R）（p.56）

RX：不明
R0：遺残腫瘍を認めない
R1：病理組織学的検索で，遺残腫瘍を認める
R2：肉眼的に遺残腫瘍を認める

R0 の場合，断端から癌浸潤部までの最も近接する距離（mm）を記載することが望ましい。

注：切除断端および剥離面における癌浸潤の有無の判定

1）膵切除断端（pancreatic cut end margin：PCM）（p.56）

PCM0：癌浸潤を認めない
PCM1：癌浸潤を認める
PCMX：癌浸潤が不明である

＊PCM1 で上皮内癌のみを認める場合は PCM1e（epithelium），浸潤癌を認める場合は，上皮内癌と浸潤癌の両者を認める場合も含め，PCM1i（invasive）とする。

2）**胆管切除断端（bile duct cut end margin：BCM）**（p.57）
  BCM0：癌浸潤を認めない
  BCM1：癌浸潤を認める
  BCMX：癌浸潤が不明である
   ＊BCM1で上皮内癌のみを認める場合はBCM1e（epithelium），浸潤癌を認める場合は，上皮内癌と浸潤癌の両者を認める場合も含め，BCM1i（invasive）とする。

3）**膵周囲剝離面（dissected peripancreatic tissue margin：DPM）**（p.57）
  DPM0：癌浸潤を認めない
  DPM1：癌浸潤を認める
  DPMX：癌浸潤が不明である

要約

膵臓	
T1	膵内に限局≦20 mm 　T1a　5 mm 以下 　T1b　5 mm をこえるが 10 mm 以下 　T1c　10 mm をこえるが 20 mm 以下
T2	膵内に限局＞20 mm
T3	膵外に進展
T4	腹腔動脈または上腸間膜動脈に浸潤
N1	領域リンパ節転移 　N1a　1〜3個の転移 　N1b　4個以上の転移
M1	遠隔転移，領域リンパ節をこえるリンパ節転移（腹腔洗浄細胞診陽性はM1に含めない）

規約記載上の病理チェックリスト

項目	表記	参照
占居部位	Ph，Pb，Pt，Phb，Pbt，Phbt，その他	p.12
病巣の数と大きさ	TS1［≦20 mm］，TS2［20 mm＜，≦40 mm］，TS3［40 mm＜，≦60 mm］，TS4［＞60 mm］，i-TS　個数，最大径（mm）を記載	p.12
肉眼型分類	潜在型，結節型，浸潤型，囊胞型，膵管拡張型，混合型，分類不能	p.13
病理組織診断	漿液性腫瘍，粘液性囊胞腫瘍，膵管内腫瘍，浸潤性膵管癌，腺房細胞腫瘍，神経内分泌腫瘍，充実性偽乳頭状腫瘍，膵芽腫，その他	p.64
T 分類	pTX pT0 pTis pT1a［≦5 mm］，pT1b［5 mm＜，≦10 mm］，pT1c［10 mm＜，≦20 mm］ pT2［膵に限局かつ 20 mm をこえる］ pT3［膵をこえ，腹腔動脈もしくは上腸間膜動脈に及ばない］ pT4［腹腔動脈もしくは上腸間膜動脈に及ぶ］	p.14
間質量	med，int，sci	p.66
浸潤増殖様式	INFa，INFb，INFc	p.66
リンパ管侵襲	ly0，ly1，ly2，ly3	p.66
静脈侵襲	v0，v1，v2，v3	p.66
神経浸潤	ne0，ne1，ne2，ne3	p.66
主膵管内進展	mpd0，mpd1：浸潤部をこえた距離を記載（mm），mpdx	p.67
胆管浸潤	pCH0，pCH1，pCHX	p.14
十二指腸浸潤	pDU0，pDU1，pDUX	p.14
膵前方組織への浸潤	pS0，pS1，pSX	p.14
膵後方組織への浸潤	pRP0，pRP1，pRPX	p.14
門脈系への浸潤	pPV0，pPV1（PVp，PVsm，PVsp），pPVX	p.14
動脈への浸潤	pA0，pA1（Asm，Ace，Ach，Asp），pAX	p.14
膵外神経叢浸潤	pPL0，pPL1，pPLX	p.14
他臓器への浸潤*	pOO0，pOO1：臓器名を記載，pOOX	p.14
膵切除断端	pPCM0，pPCM1e，pPCM1i，pPCMX	p.56
胆管切除断端	pBCM0，pBCM1e，pBCM1i，pBCMX	p.57
膵周囲剝離面	pDPM0，pDPM1，pDPMX	p.57
領域リンパ節転移**	pNX，pN0，pN1a［1～3個］，pN1b［4個以上］	p.40
遠隔転移***	M0，M1：転移部位を記載	p.44
腹腔洗浄細胞診	CYX，CY0，CY1	p.44
進行度分類****	pStage 0，pStage IA，pStage IB，pStage IIA，pStage IIB，pStage III，pStage IV	p.45
腫瘍遺残度	R0：断端から癌浸潤部までの最も近接する距離（mm），R1，R2	p.56

（続く）

(続き)

項目	表記	参照
組織学的治療効果判定	Grade 1a［残存率 90％以上］ Grade 1b［残存率 50％以上かつ 90％未満］ Grade 2［残存率 10％以上かつ 50％未満］ Grade 3［残存率 10％未満］ Grade 4［残存無し］：上皮内成分の有無を付記	p.111

＊他臓器への浸潤（p.14）
他臓器とは副腎，胃，大腸，脾臓，腎静脈，腎，下大静脈，大動脈などで浸潤臓器を明記する。

＊＊領域リンパ節（p.40）
5，6，7，8a，8p，9，10，11p，11d，12a，12b，12p，13a，13b，14p，14d，17a，17b，18

＊＊＊転移部位（p.44）
肺（PUL）　骨髄（MAR）　骨（OSS）　胸膜（PLE）　肝（HEP）　腹膜（PER）　脳（BRA）
副腎（ADR）　リンパ節（LYM；領域リンパ節以外）　皮膚（SKI）　その他（OTH）

＊＊＊＊進行度分類（カッコ内は JPS）（p.45）

0 期	Tis	N0	M0
IA 期	T1（T1a，T1b，T1c）	N0	M0
IB 期	T2	N0	M0
IIA 期	T3	N0	M0
IIB 期	T1（T1a，T1b，T1c），T2，T3	N1（N1a，N1b）	M0
III 期	T4	Any N	M0
IV 期	Any T	Any N	M1

I．緒言（目的および対象を含む）

　膵癌取扱い規約は，1980 年に第 1 版が発刊され，1993 年に UICC の TNM 分類を取り入れて本邦独自の規約第 4 版が作成され，さらにこれを基に 1996 年には英語版第 1 版が発刊された。1997 年には UICC の TNM 分類第 5 版が発表されたが，本邦の第 4 版と UICC 第 5 版との間には類似点が少なく，本邦の分類は複雑で国際性に乏しいという欠点が指摘された。そこで，2002 年に発刊された第 5 版は前版の長所を欠くことなく，全国集計ならびに各施設の成績に基づき，明瞭，簡便で，国際的にも通用する規約を目指して作成された。そして，第 6 版では第 5 版における手術術式や IPMN，MCN について病理分類が整理されたが，第 5 版の骨子は継続されている。

　第 7 版では，これまでにない大幅な改訂となった。改訂のポイントは，1）腫瘍占居部位（膵体部と尾部の境界は大動脈の左側縁とする），2）T 分類（UICC 第 7 版との整合性を図る），3）膵外神経叢の解剖学的再検討，4）N 分類（群分類から領域リンパ節内の転移個数による分類），5）進行度分類における Stage（治療方針に重点をおき，UICC 第 7 版との整合性を図る），6）病理組織学的分類（WHO 分類との整合性を図る）であり，新たに加わった内容は，1）T 因子記載における CT 画像診断指針，2）リンパ節転移の CT 診断指針，3）CT 画像による切除可能性分類，4）生検診，5）細胞診，6）術前治療後の組織学的評価である。

　本規約の目的は，膵癌の治療成績の向上を目指して，共通の基準の下に資料を比較検討するために，臨床的ならびに病理学的な取扱い法を規定するものである。主たる対象疾患は膵臓に原発した癌腫である。したがって膵内胆管，十二指腸あるいは十二指腸乳頭部に原発した癌腫は扱わないが，鑑別が困難な場合には本規約に準じて取扱う。癌腫以外の腫瘍や転移性腫瘍についても本規約に準拠して記載することが望ましい。

II．記載法の原則

所見を示す T（主腫瘍局所進展度），N（リンパ節転移），M（遠隔転移）などはすべて大文字で表記する。それらの程度は，所見記号の後に大文字のアラビア数字で示し，不明の場合は X を用いる。進行度分類（Stage）は T，N，M の所見の組み合わせにより決定される。診断時期による所見，すなわち臨床所見（clinical findings），手術所見（surgical findings），病理所見（pathological findings）および総合所見（final findings）は，小文字の c, s, p, f を所見記号の前に付けて表す。ただし，final findings を示す小文字 f は省略することができる。

　TNM または pTNM 分類において特別な症例であることを示すために m, y, r, a の記号を用いてもよい。これらの記号は病期分類を左右するものではないが，別個に評価する必要があることを意味する。

m 記号（multiple）
　括弧内に接尾辞 m と付記することで，単一部位の多発性原発腫瘍を意味する。多発腫瘍であること T2（m）または T3（2）のごとくである。

y 記号（yield to treatment）
　多モダリティ治療の最中または後に病期分類が行われる場合には，cTNM または，pTNM 各カテゴリーの前に接頭語 y を付記して区別する。ycTNM または ypTNM カテゴリーは，検査時点で，実際に存在した腫瘍の進展範囲を意味する。y カテゴリーは多モダリティ治療が開始される前のがんの進展範囲を推定して記載するものではない。

r 記号（recurrent）
　一定の無病期間後に出現した再発腫瘍の分類は分類の前に接頭語 r を付記して区別する。

a 記号（autopsy）
　剖検で初めて分類が行われた症例には，分類の前に接頭語 a を付記する。

　局所進展度，切除断端および剥離面における癌浸潤の有無の判定についても手術所見，病理所見ではそれぞれ s, p を所見番号の前に付けて以下のように記載する。

表 1．記載法の原則

臨床所見 clinical findings	手術所見 surgical findings	病理所見 pathological findings	総合所見 final findings
身体所見 画像所見 内視鏡所見 生検・細胞診 生化学的・生物学的検査 その他（遺伝子学的検査など）	術中所見（開腹） 術中画像所見 細胞診 迅速組織診	切除材料の病理所見	臨床所見，手術所見，または病理所見を総合した所見

注：腹腔鏡検査の所見は臨床所見とするが，腹腔鏡下に切除を行って得られた所見は手術所見とする。

記載例：
【臨床所見（PDAC）】
臨床診断：PDAC
細胞診：悪性（推定診断名：Invasive ductal carcinoma）
Ph，TS2（30 mm），infiltrative type，cT2，cCH0，cDU0，cS0，cRP0，cPV0，cA0，cPL0，cOO0，cN0，cM0（P0，H0），CYX
TNM 分類（JPS 7th/UICC 7th）：cT2 cN0 cM0 cStage IB/cT2 cN0 cM0 cStage IB
切除可能性分類：Resectable

【臨床所見（IPMN）】
臨床診断：IPMN
細胞診：悪性の疑い/低悪性度以上（推定診断名：IPMN（high-grade dysplasia 以上））
Pb，TS2（35 mm），cystic type，cTis，cCH0，cDU0，cS0，cRP0，cPV0，cA0，cPL0，cOO0，cN0，cM0 cM0（P0，H0），CYX
TNM 分類（JPS 7th/UICC 7th）：cTis cN0 cM0 cStage 0/cTis cN0 cM0 cStage 0

【手術所見】
SSPPD-Ⅱ-A-1，D2，Ph，TS2（30 mm），infiltrative type，sT3，sCH0，sDU0，sS0，sRP0，sPV1（PVp），sA0，sPL0，sOO0，sPCM0，sBCM0，sDPM0，R0，sN1a，sM0（P0，H0），CY1
TNM 分類（JPS 7th/UICC 7th）：sT3 sN1a sM0 sStage ⅡB/cT3 cN1 cM0 sStage ⅡB

【病理所見】
Pancreas, pancreatoduodenectomy：
-Invasive ductal carcinoma, mod＞por,
Ph，TS2（35 mm），infiltrative type，int，INFb，ly0，v1，ne2，mpd（－）
pT3，pCH1，pDU0，pS0，pRP1，pPV1（PVsm），pA0，pPL1，pOO0，
pPCM0，pBCM0，pDPM1，R1，pN1b（4/14）M0
TNM 分類（JPS 7th/UICC 7th）：pT3 pN1b M0 pStage ⅡB/pT3 pN1 M0 pStage ⅡB

【病理所見（化学放射線療法後）】
Pancreas, pancreatoduodenectomy：
-Invasive ductal carcinoma, mod＞por,
Ph，TS1（17 mm），infiltrative type，int，INFb，ly0，v1，ne2，mpd1（1 mm，断端まで 5 mm）
ypT1c，ypCH0，ypDU0，ypS0，ypRP0，ypPV0，ypA0，ypPL1，ypOO0，
ypPCM0，ypBCM0，ypDPM0，R0（1 mm），ypN1a（1/9）M0
TNM 分類（JPS 7th/UICC 7th）：ypT3 ypN1a M0 ypStage ⅡB/ypT3 ypN1 yM0 ypStage ⅡB
組織学的効果判定：Grade 2

Ⅲ．所見の記載法

1．原発巣の記載
1）腫瘍占居部位
　膵臓を解剖学的に3つの部位（portion）（図1）に分け，鉤状突起は膵頭部に含める。病巣が隣接する2つの部位以上にまたがっている場合は，主な領域を先に書き，その次に浸潤が及んでいる部位を書き加える。

　記載例：Phb，Pbht

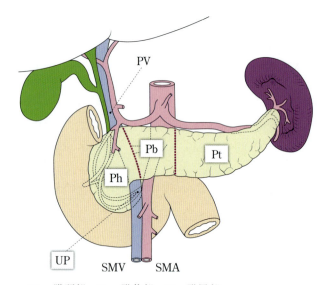

Ph　膵頭部，Pb　膵体部，Pt　膵尾部
PV　門脈，SMA　上腸間膜動脈，SMV　上腸間膜静脈
UP　鉤状突起

図1．膵臓の部位（portion）
膵頭部と体部の境界は上腸間膜静脈・門脈の左側縁とする。
膵頸部（SMV・PVの前面）と鉤状突起は頭部に含める。
膵体部と尾部の境界は大動脈の左側縁とする。

2）病巣の数と大きさ
　主病巣の最大径（mm）で腫瘍の大きさ（TS：tumor size）を記載する。これに基づき，さらに次のごとく表示する。

　TS1：20 mm以下（TS1≦20 mm）
　TS2：20 mmをこえ40 mm以下（20 mm＜TS2≦40 mm）
　TS3：40 mmをこえ60 mm以下（40 mm＜TS3≦60 mm）
　TS4：60 mmをこえる（TS4＞60 mm）

　多発例については数およびそれぞれの部位と最大径を記載する。

粘液性嚢胞腺癌では嚢胞の最大径を，膵管内乳頭粘液性腺癌や膵管内管状乳頭腺癌の場合（非浸潤性を含む。p.64 参照）は主膵管内の最大進展距離（主膵管型），あるいは拡張膵管の大きさ（分枝型）をTSとして記載する。また，浸潤部があるときは浸潤部の最大径を別に計測し浸潤部（i：invasive area）として記載する。

例）膵管内乳頭粘液性腺癌の場合：TS2（35 mm），i-TS（15 mm）

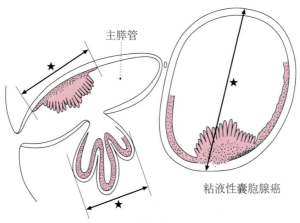

図2．粘液性嚢胞腺癌や膵管内乳頭粘液性腺癌などの大きさの計測
　　★を計る。

3）肉眼型分類

潜在型（masked type）	肉眼的に腫瘍の存在が明らかでないもの
結節型（nodular type）	境界明瞭な腫瘍
浸潤型（infiltrative type）	境界不明瞭な腫瘍で，周囲にび漫性に浸潤
嚢胞型（cystic type）	嚢胞腺癌のような腫瘍性嚢胞（充実性腫瘍の中心壊死による二次性嚢胞や，腫瘍に随伴した貯留嚢胞，仮性嚢胞は除く）
膵管拡張型（ductectatic type）	膵管拡張（粘液貯留などによる）が主体となる腫瘍
混合型（mixed type）	2種類以上の肉眼型が混在するもの
分類不能（unclassifiable type）	上記のいずれにも分類できないもの

4）膵局所進展度
(1) T分類

主病巣の膵局所進展度はT分類で記載するが，さらに詳細には，局所進展度因子[注1]を記載する。CH，DU，S，RP，PV，A，PL，OOの記号で記載できる。

TX：膵局所進展度が評価できないもの
T0：原発腫瘍を認めない
Tis：非浸潤癌[注2]
T1：腫瘍が膵臓に限局しており，最大径が20 mm以下である[注3]
　　T1a　最大径が5 mm以下の腫瘍
　　T1b　最大径が5 mmをこえるが10 mm以下の腫瘍
　　T1c　最大径が10 mmをこえるが20 mm以下の腫瘍
T2：腫瘍が膵臓に限局しており，最大径が20 mmをこえている
T3：腫瘍の浸潤が膵をこえて進展するが[注4]，腹腔動脈（CA）もしくは上腸間膜動脈（SMA）に及ばないもの
T4：腫瘍の浸潤が腹腔動脈（CA）もしくは上腸間膜動脈（SMA）に及ぶもの[注5]

注1：局所進展度因子
・胆管浸潤　CH0：なし　CH1：あり*　CHX：判定不能
　*組織学的には胆管線維筋層あるいはそれより胆管内腔側への浸潤
・十二指腸浸潤　DU0：なし　DU1：あり*　DUX：判定不能
　*組織学的には十二指腸筋層あるいはそれより十二指腸内腔側への浸潤
・膵前方組織への浸潤　S0：なし　S1：あり*　SX：判定不能
　*膵前方組織（線維結合組織，脂肪組織など）への浸潤。漿膜面に露出する浸潤を認める場合や膵に隣接する大網，小網，結腸間膜などが腫瘍の浸潤によって癒着している場合もS1とし，その由記載する。
・膵後方組織への浸潤　RP0：なし　RP1：あり*　RPX：判定不能
　*膵後方組織（線維結合組織，脂肪組織など）への浸潤
　　注：SおよびRPは，膵をこえた腫瘍進展の有無を評価しT3を規定する因子となる。S1かRP1かを決めがたい場合は，便宜的にRP1とする。
・門脈系への浸潤　PV0：なし　PV1：あり*　PVX：判定不能
　*組織学的には外膜を含む静脈壁への浸潤
　　注：門脈系とは，門脈（PVp），上腸間膜静脈（PVsm），脾静脈（PVsp）とする。
・動脈への浸潤　A0：なし　A1：あり*　AX：判定不能
　*組織学的には外膜を含む動脈壁への浸潤
　　注：動脈とは，上腸間膜動脈（Asm），腹腔動脈（Ace），総肝動脈（Ach），脾動脈（Asp）とする。
・膵外神経叢浸潤　PL0：なし　PL1：あり　PLX：判定不能
　　注：膵外神経叢を同定するのが困難な場合は判定不能とする。
・他臓器への浸潤　OO0：なし　OO1：あり　OOX：判定不能
　　注：他臓器とは副腎，胃，大腸，脾臓，腎静脈，腎，下大静脈，大動脈などで浸潤臓器を明

記する。

注2：非浸潤性の粘液性囊胞腺癌および膵管内乳頭粘液性腺癌，高異型度膵上皮内腫瘍性病変（high-grade PanIN）などに相当する。

注3：膵管内進展部分を含めた大きさが20 mmをこえていても膵管壁をこえた浸潤部がこの条件を満たしていれば膵局所進展度はT1とする。微小浸潤癌もここで扱う。なお，膵管内乳頭粘液性腺癌，膵管内管状乳頭腺癌や粘液性囊胞腺癌の場合も浸潤部の大きさでT1a，T1b，T1cを判定する。

注4：胆管（CH），十二指腸（DU），膵前方組織（S），膵後方組織（RP），門脈系（PV），総肝動脈（Ach），脾動脈（Asp），膵外神経叢（PL），他臓器（OO）のいずれかに及ぶもの。

注5：CAおよびSMA浸潤は画像的には接触（abutment, contact 相当）以上とする。

【膵外神経叢の解剖的再検討】

規約第3〜6版における膵外神経叢の定義と分類は，吉岡らの文献[1,2]を参考にして，7つの神経叢（PLphⅠ：膵頭神経叢第Ⅰ部，PLphⅡ：膵頭神経叢第Ⅱ部，PLsma：上腸間膜動脈神経叢，PLcha：総肝動脈神経叢，PLhdl：肝十二指腸間膜内神経叢，PLspa：脾動脈神経叢，PLce：腹腔神経叢）に分類している。

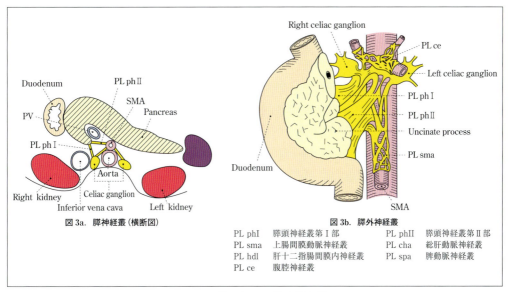

図 3. 第6版での膵外神経叢

今回，第6版まで使用されていた図（第6版図3a，図3b）における以下の問題点が指摘されたため，新たに解剖規約委員（膵外神経叢ワーキンググループ）により，膵頭神経叢を中心に解剖学的および外科医の視点から再検討を行った。

（1）第6版図3a膵神経叢（横断図）においては，膵頭神経叢第Ⅰ部，第Ⅱは同じ横断面に描かれているが，手術所見では前者は頭側にあり，後者は尾側にあるのでひとつの横断図に描くことは不適切と考えられる。

(2) 第6版図3b 膵外神経叢においては，膵頭神経叢第Ⅰ部，第Ⅱ部が神経の太い束のように描かれている。今回の解剖学的再検討から，膵頭神経叢第Ⅰ部，第Ⅱ部は，交感神経と迷走神経からの副交感神経が交錯するという意味では神経叢であるが，神経の太さや数はもっと少ないと考えられる。これまで膵頭神経叢第Ⅰ部，第Ⅱ部として図に示されてきたものは，神経組織だけではなく，線維組織，脈管，脂肪組織も含む厚みをもった領域であることがわかった。解剖学的所見と手術所見とから検討したところ，第Ⅰ部は主に腹腔神経叢から膵頭後面に分布する神経を中心とした領域であり，第Ⅱ部は主にSMA神経叢から膵鉤状突起に分布する神経を中心とした領域といえる。さらに，第6版図3bでは十二指腸第3～4部が上腸間膜動脈の右側に描かれていて実際の解剖学的所見とは異なる。
　以上から新たな図を作成し（図4），さらに術中写真（図5）とその模式図も加えた。

1) 吉岡一，若林利重．膵頭神経叢切断術々式．手術．1957；11：849-57．
2) Yoshioka H, Wakabayashi T. Therapeutic neurotomy on head of pancreas for relief of pain due to chronic pancreatitis; a new technical procedure and its results. AMA Arch Surg. 1958; 76: 546-54.

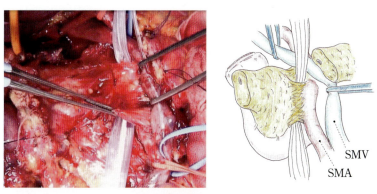

図 4. 膵外神経叢

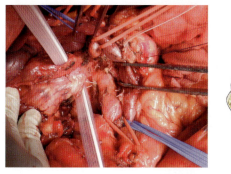

a. 膵頭神経叢第Ⅱ部

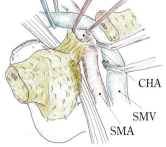

b. 膵頭神経叢第Ⅰ部

図 5. 術中写真とその模式図

1. 原発巣の記載　17

■ **mesopancreas** について

　Mesopanreas（膵間膜）の境界や概念は現時点では曖昧である．Gockel ら[1]のいう膵間膜は膵頭神経叢第Ⅱ部に相当するものと考えられる（伊佐地[2]）．膵頭神経叢第Ⅰ部，第Ⅱ部のいずれを膵間膜とよぶのかは見解が統一されていないので，本規約では用いないことにした．

1) Gockel I, Domeyer M, Wolloscheck T, et al. Resection of the mesopancreas (RMP): a new surgical classification of a known anatomical space. World J Surg Oncol. 2007; 5: 44.
2) 伊佐地秀司. Mesopancreas ってご存知ですか？　肝胆膵治研誌. 2008; 6: 82-4.

膵外神経叢ワーキンググループ委員（五十音順）
　秋田恵一，易　勤（委員長），内田克典，岸和田昌之，北川裕久，
　永川裕一，藤井　努

(2) T因子記載における画像診断指針
ⅰ) 膵癌のダイナミックCTの方法

膵癌の検出ならびに正確な進展度の判定にはMDCTを用いた造影ダイナミックCTが必須である。膵管癌は豊富な線維性間質を反映して，ダイナミックCTの動脈相では乏血性であることが多く，静脈相〜平衡相にて遅延性に濃染してくる特徴を有する。したがって，動脈相が撮影されず造影後の平衡相のみとなった場合には，腫瘍が周囲膵と等濃度を示し見逃される危険性がある（図6）。

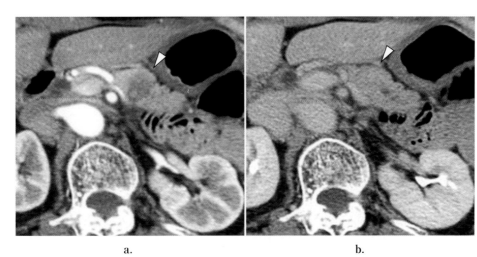

図 6. ダイナミックCT 平衡相で等濃度を呈する膵体部癌

ダイナミックCTの動脈相（a）では膵体部に乏血性の腫瘍（矢頭）を指摘できる。しかし，平衡相（b）では腫瘍は遅延性に濃染しており，周囲膵実質と等濃度を呈している。造影後の平衡相のみでは，腫瘍を見逃す危険性がある。

膵癌の術前CT検査法の1例を表2に示す。ダイナミックCTには非イオン性高濃度造影剤（350 mg/mlあるいは370 mg/ml，100〜135 ml）を使用している。造影剤の注入時間を30秒に固定している（注入時間一定法）[1,2]。使用する造影剤量は1.8 ml/kg（60 kgなら108 ml，70 kgなら126 ml）とし，造影剤の注入スピードを注入量/30秒（60 kgなら3.6 ml/s，70 kgなら4.2 ml/s）としてダイナミックCT検査を行っている（表2）。ダイナミックCTの撮影は早期動脈相（25秒後），後期動脈相（膵実質相）（40秒後），静脈相（70秒後），平衡相（180秒後）の少なくとも4相を撮影する必要がある[1]。早期動脈相のデータから3D画像（volume rendering：VR）を作成し，動脈解剖や動脈浸潤の評価を行うことができる（図7）。また，膵実質相のデータから冠状断，矢状断あるいは頭部や体尾部に平行な斜位像などの再構成画像も作成し，腫瘍の拡がりや血管浸潤などを横断像とは異なった視点から評価することも重要である（図8）。また，ダイナミックCTで撮像された動脈相および膵実質相ないし門脈相の2.5 mm厚のスライスを4枚（10 mm厚）ないし7枚（17.5 mm厚）を重ねたslab MIP（maximum intensity projection）画像では膵周囲の動脈や静脈が1断面に連続して長く連続して描出されるので，術前の血管解剖や変異のみならず，膵癌の動脈浸潤や静脈閉塞に伴う側副路の評価にも有用である（図9）。

1. 原発巣の記載　　19

1) Yanaga Y, Awai K, Nakayama Y, et al. Pancreas：patient body weight tailored contrast material injection protocol versus fixed dose protocol at dynamic CT. Radiology. 2007；245：475-82.
2) 彌永由美，粟井和夫，中山善晴，ほか．腹部 MDCT における最近の造影の考え方：造影剤注入時間一定法（Multislice CT 2006 BOOK）．映像情報 medical．2006；38：106-11.

表 2．膵のダイナミック CT 撮影法

	撮像範囲	造影剤注入後撮像開始時間	スライス厚	追加スライス	再構成画像
単純	肝〜腎		2.5 mm		
早期動脈相	肝〜腎	25 sec	2.5 mm	1.25 mm	3D（VR）MIP
後期動脈相（膵実質相）	肝〜腎	40 sec	2.5 mm	1.25 mm	MIP（3 mm. 1 mm space）
門脈相	肝〜腎	70 sec	2.5 mm	1.25 mm	MIP（3 mm. 1 mm space）
平衡相	肝〜骨盤	180 sec	2.5 mm	1.25 mm	MIP（3 mm. 1 mm space）

高濃度ヨード造影剤（350 mg/ml）造影剤注入時間：30 秒固定：注入時間一定法
350 mg/ml：1.8 ml/kg：60 kg なら 108 ml，70 kg なら 126 ml
注入スピード：注入量/30 秒：60 kg なら 3.6 ml/s，70 kg なら 4.2 ml/s
（北川裕久，蒲田敏文，大坪公士郎．画像と病理の対比から学ぶ膵癌診療アトラス．学研メディカル秀潤社，2012 から転載）

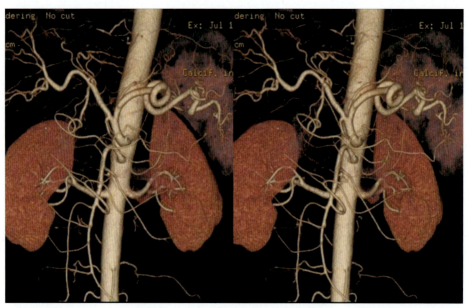

図 7．ダイナミック CT 動脈相 3D（VR）画像，立体
3D の画像は立体視（交叉法）を行うことで，血管の重なりの影響をなくすことができるので，末梢血管まで正確に同定できるようになる。外科の術前の動脈解剖の評価には立体視が勧められる。

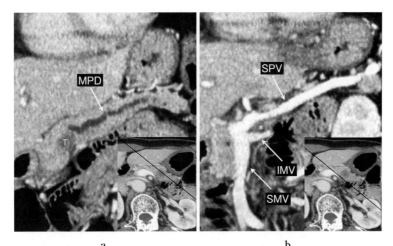

図 8. 膵体部癌，脾静脈および下腸間膜静脈浸潤

ダイナミック CT の門脈相で膵体部に平行な斜位矢状断再構成画像（MIP）(a, b) である。主膵管（MPD）を閉塞させている腫瘍（T）が後下方に進展し，脾静脈（SPV）および上腸間膜静脈（SMV）に合流する下腸間膜静脈（IMV）に浸潤（＊）している所見。

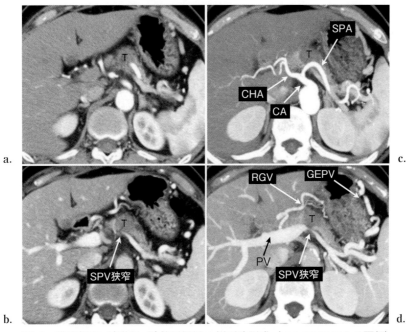

図 9. 膵体部癌，脾動脈，脾静脈浸潤＋側副路形成（slab MIP による評価）

2.5 mm スライス厚のダイナミック CT 動脈相（a）では，膵体部に乏血性腫瘍（T）を認める。門脈相（b）では脾静脈（SPV）が腫瘍浸潤により狭窄している。17.5 mm 厚の slab MIP の動脈相（c）では腹腔動脈（CA）から分岐する脾動脈（SPA）への腫瘍（T）浸潤が明瞭であるが，総肝動脈（CHA）には浸潤を認めない。2.5 mm 厚の画像を 7 枚重ねた slab MIP（17.5 mm 厚）の門脈相（d）では脾静脈（SPV）の狭窄による胃周囲静脈側副路【右胃静脈（RGV）および胃大網静脈（GEPV）】の発達が明瞭に把握できる。

（図 8，9：北川裕久，蒲田敏文，大坪公士郎．画像と病理の対比から学ぶ膵癌診療アトラス．学研メディカル秀潤社，2012 から転載）

1. 原発巣の記載

ⅱ）ダイナミックCTを用いた膵癌進展度の評価
1）膵前方組織への浸潤（S），膵後方組織への浸潤（RP）
　膵頭部癌では，前方あるいは後方の膵実質面をこえて膵周囲脂肪織に向かってspicula様の突出が認められる場合には，SおよびRPの診断は容易である（図10）。しかしながら，膵癌が膵表面まで達しているが，明らかなspiculaがCTで指摘できない場合には，診断は難しい。CTでは浸潤なしに見えても組織学的には微少なSやRPが存在する場合がある。

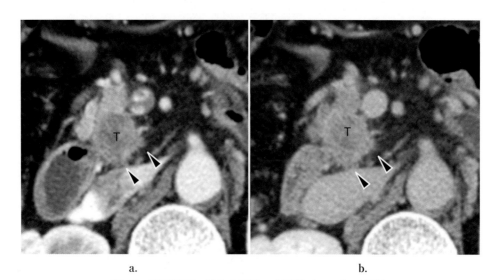

a.　　　　　　　　　　　　　　　b.
図10．膵頭部癌，膵後方組織への浸潤（cRP1）の所見
　ダイナミックCT動脈相（a）ならびに平衡相（b）で乏血性の腫瘍（T）から後方に突出する鋸歯状の変化を認めた場合には膵後方組織への浸潤（RP1）と診断できる。

2）膵外神経叢浸潤（PL）
　膵頭部癌は腹腔動脈周囲や上腸間膜動脈周囲の神経叢に沿って浸潤が拡がっていく傾向が強い。ダイナミックCTでは，膵頭部の腫瘍から連続性を保って腹腔動脈や上腸間膜動脈の近位部に向かう棍棒状や索状の軟部陰影が認められれば，膵外神経叢浸潤を疑うことができる（図11）。膵外神経叢浸潤が増大し，腹腔動脈や上腸間膜動脈周囲を取り囲むと造影平衡相では動脈が太く拡張したかのように見える（図12）。

3）脈管浸潤：動脈浸潤（A），門脈浸潤（PV）
　膵癌が動脈や静脈（門脈）の周囲を取り囲んで不整狭窄（encasement）や閉塞が認められれば，浸潤とほぼ断定してよい（図13, 14）。診断に迷うのは腫瘍と門脈との間に脂肪組織がなく，両者が接している，あるいは腫瘍から連続する軟部濃度陰影を認めるが，明らかな脈管の変形を認めない場合である。このような場合，門脈の外膜浸潤を伴う場合もあれば，組織学的には浸潤が認められない場合（随伴性あるいは治療後の炎症や線維化などを見ている場合）もあり，門脈浸潤の有無を確実に診断することは困難である。腫瘍と血管の接触範囲が180度以上である場合を浸潤ありと判断するのが一般的である（図15）。

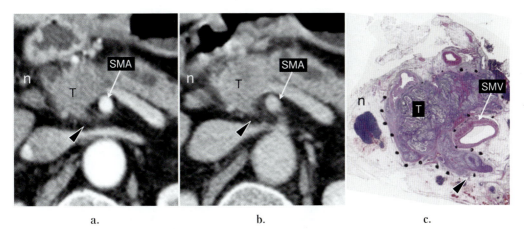

図 11. 膵頭部癌，膵外神経叢浸潤（cPL1（PLphⅡ））の所見

ダイナミック CT 動脈相（a）と平衡相（b）で膵頭部の腫瘍（T）から上腸間膜動脈（SMA）の後方に向かう棍棒状の突出（矢頭）が切除標本（c）との対比では，上腸間膜静脈（SMV）の背側に進展する膵頭神経叢第Ⅱ部への浸潤に相当する（矢頭）。CT では膵頭部外側に短径 10 mm をこえるリンパ節腫大（a，b：n）を認める。組織学的にはリンパ節転移であった（c：n）。

（北川裕久，蒲田敏文，大坪公士郎．画像と病理の対比から学ぶ膵癌診療アトラス．学研メディカル秀潤社，2012 から転載）

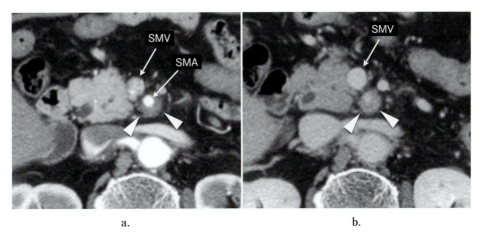

図 12. 膵頭部癌，膵外神経叢浸潤（cPL1（PLsma））の所見

ダイナミック CT 動脈相（a）では上腸間膜動脈（SMA）周囲を取り囲むように軟部腫瘤（矢頭）を認める。平衡相（b）では上腸間膜動脈とその周囲の軟部腫瘤との濃度差がなくなり，上腸間膜動脈が腫大したかのように見える（矢頭）。SMV：上腸間膜静脈

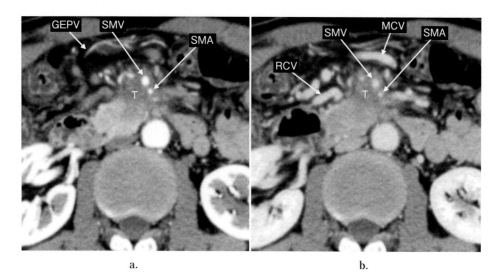

a.　　　　　　　　　　　　　　b.

図 13. 膵頭部癌，上腸間膜動脈浸潤（cA1（Asm）），上腸間膜静脈浸潤（cPV1（PVsm））
ダイナミック CT 動脈相（a）では，膵頭部に乏血性腫瘍（T）を認める。腫瘍は前方に進展し上腸間膜動脈（SMA）および上腸間膜静脈（SMV）を巻き込んでいる。腫瘍浸潤により gastrocolic trunk（GCT）が閉塞しているために，静脈うっ血を起こして胃大網静脈（GEPV），中結腸静脈（MCV）および右結腸静脈（RCV）が拡張している。

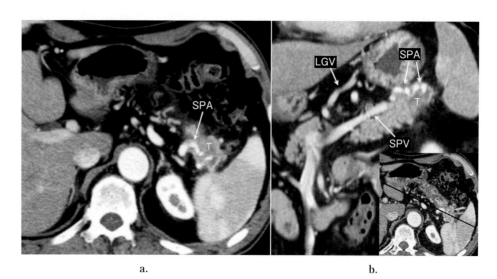

a.　　　　　　　　　　　　　　b.

図 14. 膵尾部癌，脾動脈浸潤（cA1（Asp）），脾静脈浸潤（cPV1（PVsp））
ダイナミック CT 動脈相（a）では，膵尾部に乏血性腫瘍（T）を認め，膵前方組織（S）および膵後方組織（RP）への浸潤が疑われる。脾動脈（SPA）周囲を腫瘍が取り囲んでおり，浸潤を認める。膵体尾部に平行な再構成画像（b）では膵癌の浸潤による脾動脈の encasement が明瞭である。脾静脈（SPV）も脾門部で閉塞しているために，側副路として胃小弯側を走向する左胃静脈（LGV）の拡張を認める。

（図 13，14：北川裕久，蒲田敏文，大坪公士郎．画像と病理の対比から学ぶ膵癌診療アトラス．学研メディカル秀潤社，2012 から転載）

24　Ⅲ．所見の記載法

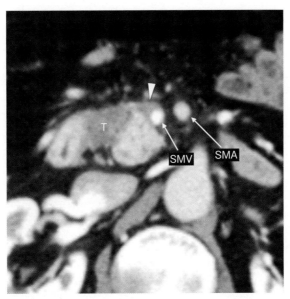

図 15. 膵頭部癌，上腸間膜静脈浸潤（cPV1（PVsm））疑い

ダイナミック CT 動脈相では，膵頭部に乏血性腫瘍（T）を認める。上腸間膜静脈（SMV）には明らかな狭窄は認めないが，腫瘍と上腸間膜静脈の接触範囲が 180 度以上であり，上腸間膜静脈浸潤が疑われる（矢頭）。
SMA：上腸間膜動脈

(3) T 因子の CT 画像の実際（病理との対比）

膵局所進展について，画像（MDCT）と病理を比較しつつ解説した。

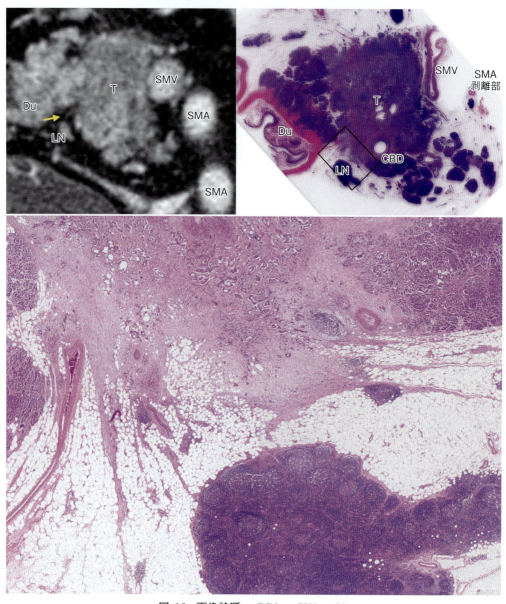

図 16. 画像診断：cRP1, cCH1, cS1

- RP1 の画像と病理との対比：画像では，膵実質後方には正常では CT 値の低い脂肪織に富んだ組織が介在しているが，癌が膵後方組織に浸潤すると，癌巣（T）より連続する索状，網状の陰影が拡がっている所見として捉えられる（黄矢印）。組織学的には，desmoplastic な癌巣が，膵後面の脂肪組織内に進展している。（この症例では，CBD は浸潤によって完全閉塞していたため，固定の際に胆管の位置を明確にするためチューブを挿入してある）

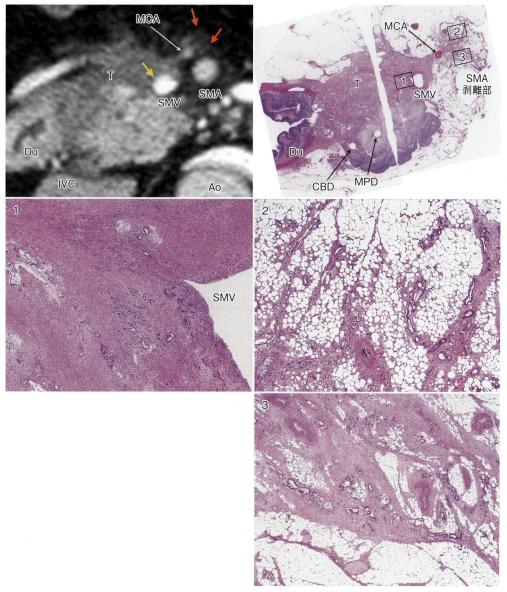

図 17. 画像診断：cS1, cDU1, cPL1（PLsma）, cPV1（PVsm）

・PV1（PVsm）の画像と病理との対比（1）：画像では，癌巣（T）はSMVを囲むようにおおよそ3/4周性にまで進展し，内腔はSMAよりも狭小化している（黄矢印）。組織学的には，癌巣の進展によって，SMVの壁構造は破壊され，癌細胞は内膜にまで浸潤している。

・S1, PL1（PLsma）の画像と病理との比較（2, 3）：画像では，癌巣はMCAに進展し，それに連続して網状，索状陰影がSMAの12時方向の神経叢にまで拡がっている（赤矢印）。SMA神経叢は全周切除を行ったが，SMA剝離面近傍にまで癌巣が進展している。組織学的には，desmoplasticな癌巣がMCAをこえて周囲の脂肪織に広く進展している。SMA神経叢へも索状の癌巣進展がみられ，脂肪細胞が主体の神経叢を置き換えるようにdesmoplasticな癌巣が進展しており，その中に中～低分化な癌細胞がみられる。

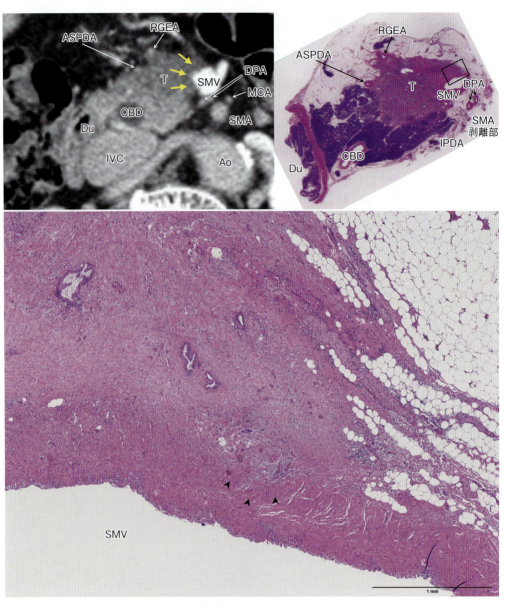

図 18. 画像診断：cS1, cPV1（PVsm）

・PV1（PVsm）の画像と病理との比較：画像では，SMV 外壁の 7 時から 12 時方向に癌巣（T）が進展し，正常ではみられる CT 値の低い層の介在が消失し，変型・狭窄がみられる（黄矢印）。組織学的には，線維化の強い癌巣の浸潤によって，静脈壁外周の境界は消失し，壁構造も破壊されはじめている。縦走する太い平滑筋線維束で構成された中膜に癌細胞が入り込んでいる（矢頭）。

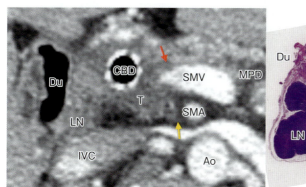
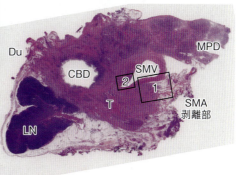
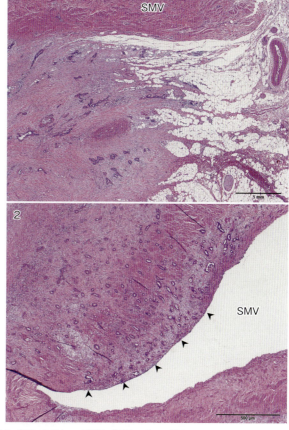

図 19. 画像診断：cPL1（PLphⅡ），cPV1（PVsm），cCH1

- PL1（PLphⅡ）の画像と病理との対比（1）：画像では，本来の膵実質とは異なる CT 値のやや低い癌巣（T）が，SMV 背側から SMA 方向へと進展しており，SMA 方向への先進部（黄矢印）には毛状・索状陰影がみられる。組織学的には，SMV 背側には本来脂肪織に富む神経叢が存在するが，それを置き換えるように desmoplastic な癌巣が進展している。
- PV1（PVsm）の画像と病理との対比（2）：画像では，SMV は 9 時方向を中心に狭窄・変形がみられる（赤矢印）。組織学的には，SMV の壁構造を破壊しつつ癌巣が進展している。一部内膜の構造は破壊され癌巣に置換されている（矢頭）。（この症例では，CBD は浸潤によって完全閉塞していたため，メタリックステントが留置されている）

1. 原発巣の記載

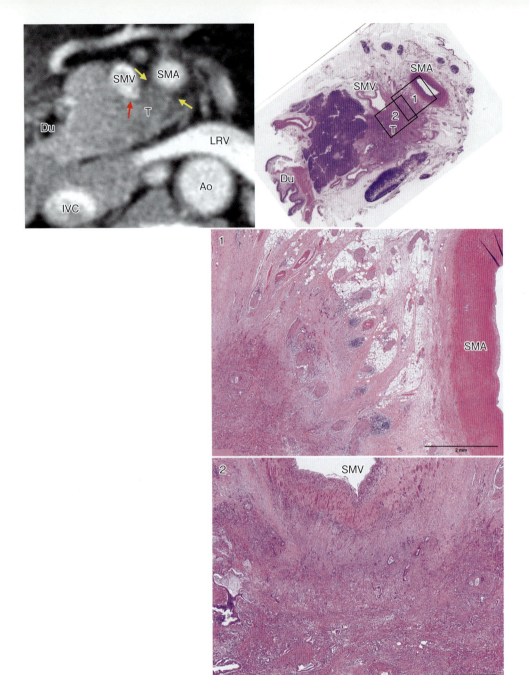

図 20. 画像診断：cPL1（PLphⅡ〜PLsma），cPV1（PVsm），cA1（Asm）

- PL1（PLphⅡ〜PLsma）の画像と病理との対比（1）：画像では，本来脂肪織に富むCT値の低い膵頭神経叢やSMA周囲の神経叢に，癌が進展することでCT値の高い癌巣（T）に置換されている．組織学的には，SMA周囲の神経叢に，強い線維化を伴う癌巣が浸潤しており，SMAの外膜にまで達している．癌細胞は散在性にみられ，神経周囲浸潤もみられる．
- A1（Asm）の画像と病理との対比（1）：画像では，SMAの6時から9時方向に癌巣が進展し，境界が不鮮明となっている（黄矢印）．組織学的には，desmoplastic な癌巣がSMA外膜に及んでいるが癌細胞自体の浸潤はみられない．
- PV1（PVsm）の画像と病理との対比（2）：画像では，SMVは4時から7時方向に癌巣が進展し，境界が不鮮明で変形をきたしている（赤矢印）．組織学的には，desmoplastic な癌巣がSMV外膜に及んで境界は不明瞭となり，壁構造を破壊しつつある．

（北川裕久，蒲田敏文，大坪公士郎．画像と病理の対比から学ぶ膵癌診療アトラス．学研メディカル秀潤社，2012 から転載）

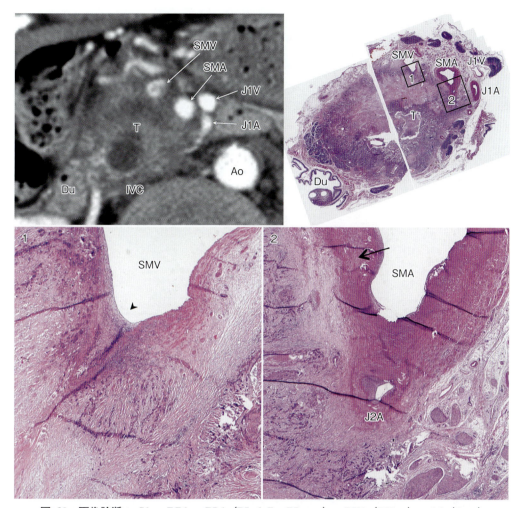

図 21. 画像診断：cS1, cRP1, cPL1（PLphⅡ～PLsma），cPV1（PVsm），cA1（Asm）

・PL1（PLphⅡ～PLsma），A1（Asm），PV1（PVsm）の画像と病理との対比（1, 2）：画像では，癌巣（T）は中心部に変性がみられ，SMA，SMVのいずれにも半周以上に接して進展している。組織学的には，SMVの壁構造は，7時方向を中心に癌巣の進展によって破壊され，血管内膜の肥厚が認められる（1, 矢頭）。また，SMA周囲にある神経叢は，本来脂肪織に富んだ組織であるが，癌巣の進展によりdesmoplasticな癌組織に置換されている。SMAの動脈壁構造は一部で破壊され外膜が不明瞭化している（2, 矢印）。

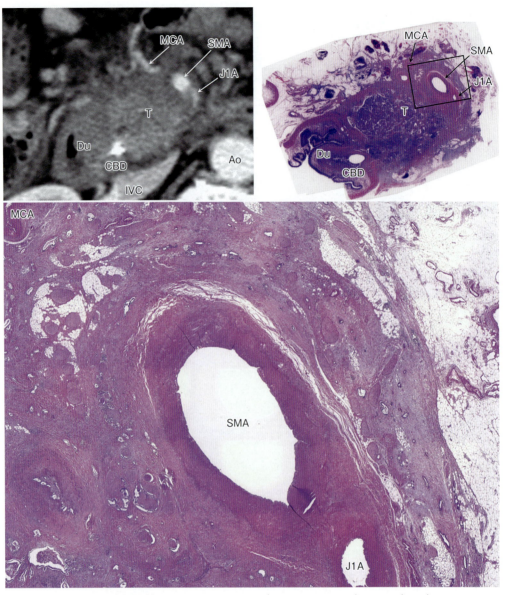

図 22. 画像診断：cS1, cCH1, cPL1（PLphⅡ〜PLsma），cA1（Asm）

・PL1（PLphⅡ〜PLsma），A1（Asm）の画像と病理との比較：画像では，癌巣（T）は本来脂肪織に富む神経叢を置き換え，SMA を全周性に巻き込んでいる．組織学的には，SMA 周囲の神経叢は desmoplastic な癌巣に置き換わり，その中に腺管形性を伴う癌細胞が神経周囲浸潤を伴いながら散在している．SMA の 7 時から 10 時方向では外膜が不明瞭化し，中膜と癌巣が広く接している．
（この症例では，CBD は完全閉塞しており胆管ドレナージチューブが留置され，SMV もほぼ閉塞していたため固定の際に胆管の位置を明確にするためチューブを挿入してある）

（北川裕久，蒲田敏文，大坪公士郎．画像と病理の対比から学ぶ膵癌診療アトラス．学研メディカル秀潤社，2012 から転載）

2．リンパ節転移の記載
1）リンパ節の名称
(1) 膵臓に関連するリンパ節の番号・名称・境界
表3および図23〜26のように定義する。

表 3. 膵臓に関連するリンパ節の番号と名称

番号	名称	番号	名称
1	右噴門リンパ節	13a	上膵頭後部リンパ節
2	左噴門リンパ節	13b	下膵頭後部リンパ節
3	小弯リンパ節	14p	上腸間膜動脈近位リンパ節
4	大弯リンパ節	14d	上腸間膜動脈遠位リンパ節
5	幽門上リンパ節	15	中結腸動脈周囲リンパ節
6	幽門下リンパ節	16a1	大動脈周囲リンパ節 a1
7	左胃動脈幹リンパ節	16a2	大動脈周囲リンパ節 a2
8a	総肝動脈幹前上部リンパ節	16b1	大動脈周囲リンパ節 b1
8p	総肝動脈幹後部リンパ節	16b2	大動脈周囲リンパ節 b2
9	腹腔動脈周囲リンパ節	17a	上膵頭前部リンパ節
10	脾門リンパ節	17b	下膵頭前部リンパ節
11p	脾動脈幹近位リンパ節	18	下膵リンパ節
11d	脾動脈幹遠位リンパ節		
12a	肝動脈リンパ節		
12p	門脈リンパ節		
12b	胆管リンパ節		

注1：14番リンパ節は第4版では14a，14b，14c，14dに分かれていたが，第5版では14aを近位リンパ節（14p）とし，その他は遠位リンパ節（14d）とした。なお，14pと14dの境界は上腸間膜動脈根部と中結腸動脈起始部との間を二等分する部位とする。上腸間膜動脈リンパ節において，中結腸動脈起始部より遠位のリンパ節は領域リンパ節外であり，転移を認めた場合は遠隔転移扱いとなる。

注2：第4版の14v（上腸間膜静脈リンパ節）は17bに含める。第4版の12c（胆嚢管リンパ節）は12bに含める。

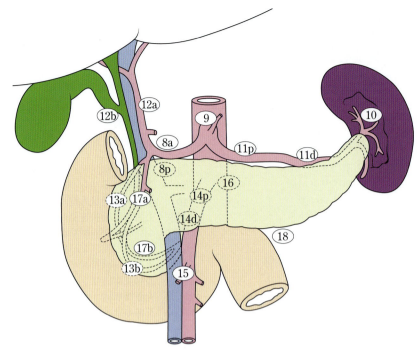

図 23. 膵臓に関連するリンパ節番号

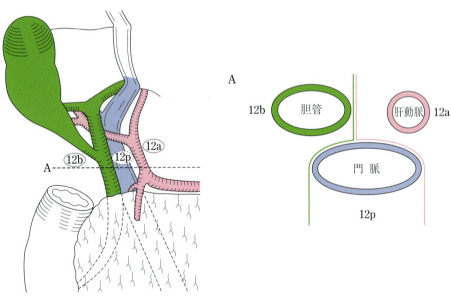

図 24. 肝十二指腸間膜内リンパ節の部位と境界
右の図は左の図の A の部位における横断図を示す。

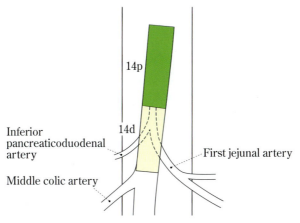

図 25. 上腸間膜動脈リンパ節の部位と境界

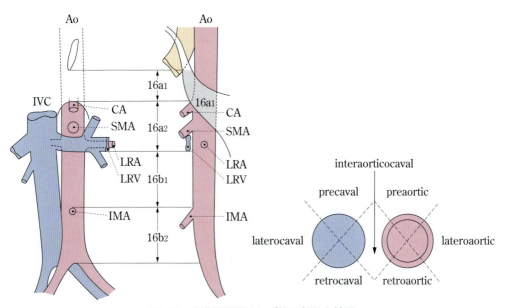

図 26. 大動脈周囲リンパ節の部位と境界

2. リンパ節転移の記載 35

(2) 膵臓に関連するリンパ節の番号とリンパ節転移のCT診断基準

図27（a～d）に膵臓に関連するリンパ節の番号を示す．複数のリンパ節転移が癒合した大きなリンパ節転移の場合には，番号の決定に迷う場合もある．膵癌症例では，局所の腫瘍周囲領域，上腸間膜動脈や腹腔動脈周囲，肝十二指腸靱帯，大動脈周囲などにリンパ節転移を認めることが多い．肝十二指腸靱帯には正常例でもCT上扁平なリンパ節を認めることが多い．また肝硬変などのび漫性肝疾患では高率に肝十二指腸靱帯～大動脈周囲の反応性リンパ節腫大を認める．これらの正常あるいは反応性リンパ節腫大と転移性リンパ節腫大との鑑別は容易ではない．

サイズ的には短径10 mmをこえる場合にはリンパ節腫大と診断している（図28）．しかしながら，必ずしも腫大があるからといって転移しているわけではないし，5 mm以下の小リンパ節であっても組織学的に転移を認める場合がある．

正常あるいは反応性リンパ節腫大は通常造影CTでは淡く均一に濃染されるので，造影で腫大リンパ節内に壊死を示唆する低吸収域を認める場合は転移の可能性が高い（図29）．また，癒合傾向にあるリンパ節腫大や門脈や動脈を狭窄させるような腫大リンパ節も転移の可能性が高くなる．

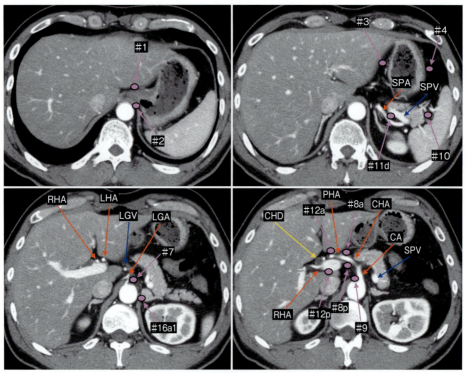

図27a．CTにおける膵臓に関連するリンパ節部位：横断像（1）
＃はリンパ節番号を示す．

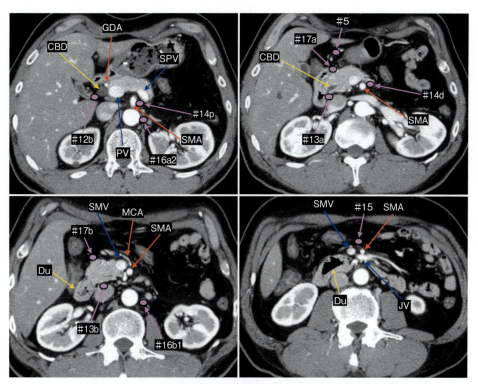

図 27b. CT における膵臓に関連するリンパ節部位：横断像（2）

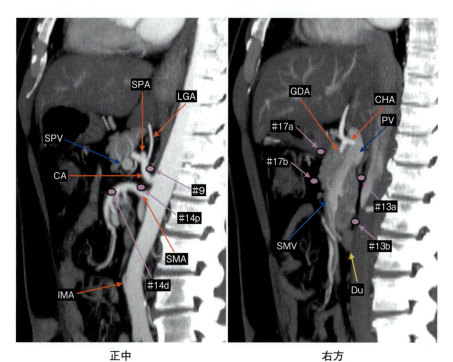

正中　　　　　　　　　　　　右方

図 27c. CT における膵臓に関連するリンパ節部位：矢状断 MIP 像

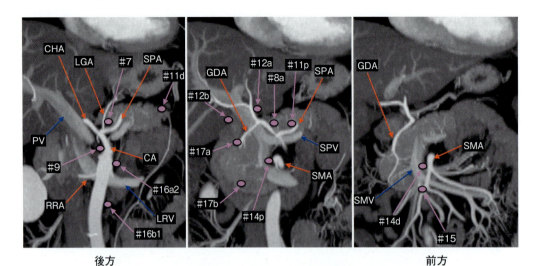

後方　　　　　　　　　　　　　　　前方

図 27d． CTにおける膵臓に関連するリンパ節部位：冠状断MIP像

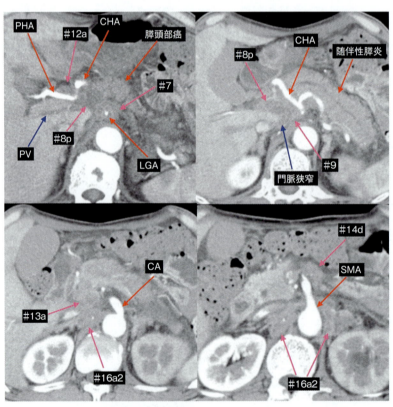

図 28． 膵頭部癌＋多発リンパ節転移

腹腔動脈周囲〜肝十二指腸靱帯にかけて癒合したリンパ節腫大を認める。リンパ節はダイナミックCT動脈相では造影効果が不良である。門脈ならびに総肝動脈が腫大したリンパ節により圧排狭窄を受けている。上腸間膜動脈遠位部や大動脈周囲にもリンパ節腫大を認める。

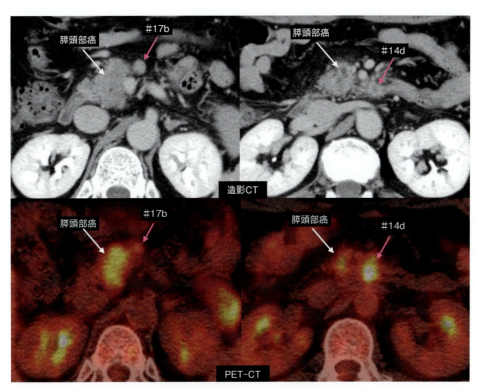

図 29. 膵頭部癌＋リンパ節転移

膵頭下部前面（#17b）と上腸間膜動脈周囲（#14d）に短径 10 mm をこえるリンパ節腫大を認める。#17b は均一に造影され，PET の集積も軽度である。#14d のリンパ節は内部の造影効果が不良で，PET の集積も著明である。経過では #17b のリンパ節は変化なく，反応性腫大と考えられる。#14d リンパ節はさらに増大しており，リンパ節転移と診断した。

2）領域リンパ節（Regional lymph nodes）

膵臓における領域リンパ節は腫瘍の占居部位にかかわらず5，6，7，8a，8p，9，10，11p，11d，12a，12b，12p，13a，13b，14p，14d，17a，17b，18と定義する。これ以外のリンパ節（1，2，3，4，15，16a1，16a2，16b1，16b2など）に転移を認めた場合はM1として扱う。

3）リンパ節転移の記載法

切除例では，リンパ節番号ごとに郭清個数と転移個数を記載する。

(1) リンパ節転移の程度（N）

NX：領域リンパ節転移の有無が不明である
N0：領域リンパ節に転移を認めない
N1：領域リンパ節に転移を認める
　N1a：領域リンパ節に1～3個の転移を認める
　N1b：領域リンパに4個以上の転移を認める

(2) リンパ節転移度

郭清したリンパ節番号ごとおよび全郭清リンパ節の転移度を(転移陽性リンパ節個数/総リンパ節個数)として記載する。

・膵癌切除症例の領域リンパ節内におけるリンパ節転移個数と生存率（膵癌登録のデータ）

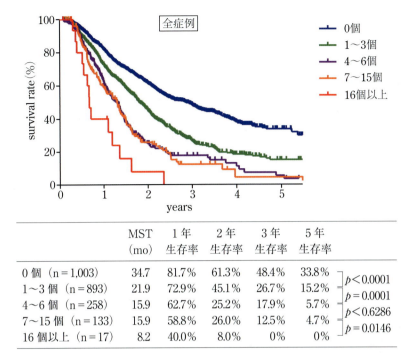

	MST (mo)	1年生存率	2年生存率	3年生存率	5年生存率	
0個（n=1,003）	34.7	81.7%	61.3%	48.4%	33.8%	⎤ p<0.0001
1～3個（n=893）	21.9	72.9%	45.1%	26.7%	15.2%	⎦ p=0.0001
4～6個（n=258）	15.9	62.7%	25.2%	17.9%	5.7%	⎤ p<0.6286
7～15個（n=133）	15.9	58.8%	26.0%	12.5%	4.7%	⎦ p=0.0146
16個以上（n=17）	8.2	40.0%	8.0%	0%	0%	

図 30. 膵癌切除症例における領域リンパ節*の転移個数と生存率（全症例）
膵癌登録 2001～2007 年（2,304 例）
*領域リンパ節：膵癌取扱い規約第6版の2群内リンパ節，UICC 分類は第7版に基づく。

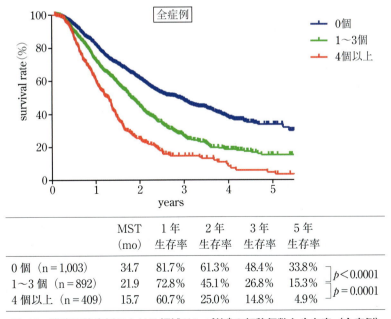

	MST (mo)	1年生存率	2年生存率	3年生存率	5年生存率	
0個（n=1,003）	34.7	81.7%	61.3%	48.4%	33.8%	⎤ p<0.0001
1～3個（n=892）	21.9	72.8%	45.1%	26.8%	15.3%	⎦ p=0.0001
4個以上（n=409）	15.7	60.7%	25.0%	14.8%	4.9%	

図 31. 膵癌切除症例における領域リンパ節*の転移個数と生存率（全症例）
膵癌登録 2001～2007 年（2,304 例；UICC-T1：211 例，T2：458 例，T3：1,388 例，T4：234 例）
*領域リンパ節：膵癌取扱い規約第6版の2群内リンパ節，UICC 分類は第7版に基づく。

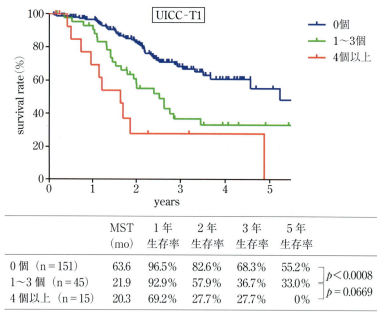

	MST (mo)	1年生存率	2年生存率	3年生存率	5年生存率	
0個（n=151）	63.6	96.5%	82.6%	68.3%	55.2%	⎤ p＜0.0008
1～3個（n=45）	21.9	92.9%	57.9%	36.7%	33.0%	⎦ p＝0.0669
4個以上（n=15）	20.3	69.2%	27.7%	27.7%	0%	

図 32. 膵癌切除症例における領域リンパ節*の転移個数と生存率（UICC-T1症例）

膵癌登録 2001～2007 年（UICC-T1：211 例）
*領域リンパ節：膵癌取扱い規約第 6 版の 2 群内リンパ節，UICC 分類は第 7 版に基づく。

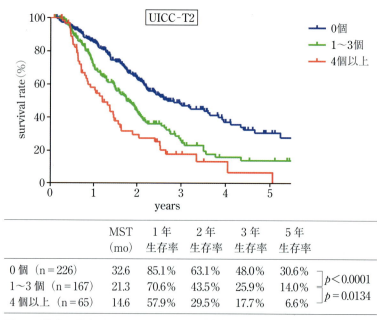

	MST (mo)	1年生存率	2年生存率	3年生存率	5年生存率	
0個（n=226）	32.6	85.1%	63.1%	48.0%	30.6%	⎤ p＜0.0001
1～3個（n=167）	21.3	70.6%	43.5%	25.9%	14.0%	⎦ p＝0.0134
4個以上（n=65）	14.6	57.9%	29.5%	17.7%	6.6%	

図 33. 膵癌切除症例における領域リンパ節*の転移個数と生存率（UICC-T2症例）

膵癌登録 2001～2007 年（UICC-T2：458 例）
*領域リンパ節：膵癌取扱い規約第 6 版の 2 群内リンパ節，UICC 分類は第 7 版に基づく。

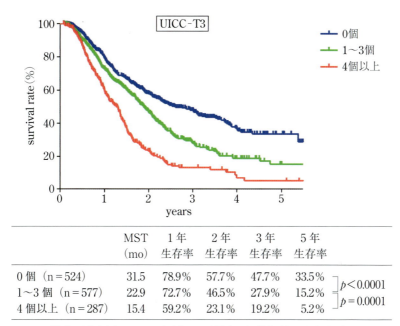

図 34. 膵癌切除症例における領域リンパ節*の転移個数と生存率（UICC-T3 症例）

膵癌登録 2001〜2007 年（UICC-T3：1,388 例）
*領域リンパ節：膵癌取扱い規約第 6 版の 2 群内リンパ節，UICC 分類は第 7 版に基づく。

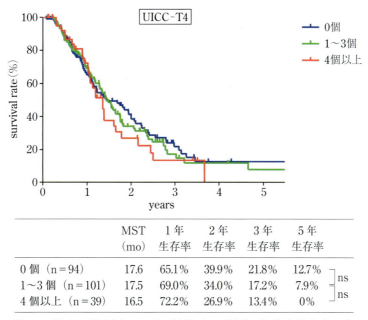

図 35. 膵癌切除症例における領域リンパ節*の転移個数と生存率（UICC-T4 症例）

膵癌登録 2001〜2007 年（UICC-T4：234 例）
*領域リンパ節：膵癌取扱い規約第 6 版の 2 群内リンパ節，UICC 分類は第 7 版に基づく。

3．遠隔転移の記載
M0：遠隔転移を認めない
M1：遠隔転移を認める

M1のときはその部位を記載する．部位は次のように表記する．
  肺（PUL） 骨髄（MAR） 骨（OSS） 胸膜（PLE）
  肝（HEP） 腹膜（PER） 脳（BRA） 副腎（ADR）
  リンパ節（LYM） 皮膚（SKI） その他（OTH）

注1：領域リンパ節をこえるリンパ節への転移はM1とする．
注2：遠隔転移の臨床的な評価は画像診断のみでも可能であるので，MX（遠隔転移の有無が不明）というカテゴリーは不適切と考えられる（MXというカテゴリーを使用すると病期分類ができない結果となることがある）．

M1のうち，特に腹膜転移と肝転移は以下のように記載する．

1）腹膜転移（P）（UICC-TNM表記ではM1 PER）
P0：腹膜転移を認めない
P1：腹膜転移を認める

2）肝転移（H）（UICC-TNM表記ではM1 HEP）
H0：肝転移を認めない
H1：肝転移を認める

注：腹膜転移および肝転移は予後因子として重要であり，それ以外の遠隔転移とは別に扱ってきた伝統に配慮し，これらは別表記とした．M0は当然H0P0であるので，M0と記載するだけで十分である．

【腹腔洗浄細胞診（CY）（UICC-TNM表記ではcy＋）】の記載
CYX：腹腔洗浄細胞診を行っていない
CY0：腹腔洗浄細胞診で癌細胞を認めない
CY1：腹腔洗浄細胞診で癌細胞を認める

注：腹腔洗浄細胞診（CY1）は現規約ではM1に入れずに，今後の検討課題とする．腹腔洗浄細胞診の方法は，腹腔細胞診の実施方法（p.61）を参照．

H，P，CYの表記は，特にこれらに着目した臨床研究や記録で用いる．

4．進行度（Stage）（表4）

これまでの本邦規約のStage分類は膵癌登録の切除例のデータをもとに，予後（生存曲線）が層別化できることを最重要課題として決められたものであったが，規約第7版においては，予後の層別化よりも治療方針に重点をおいたものとした．すなわち，StageⅡまでは，切除可能（R）あるいは切除可能境界（BR-PV）膵癌であり，StageⅢは切除可能境界（BR-A）膵癌あるいは局所進行切除不能（UR-LA）膵癌，StageⅣは遠隔転移（UR-M）膵癌に相当する．なお，R，BR，URの定義は切除可能性分類の項（p.48）を参照．

表 4．進行度分類

Stage 0	Tis	N0	M0
Stage ⅠA	T1 (T1a, T1b, T1c)	N0	M0
Stage ⅠB	T2	N0	M0
Stage ⅡA	T3	N0	M0
Stage ⅡB	T1 (T1a, T1b, T1c), T2, T3	N1 (N1a, N1b)	M0
Stage Ⅲ	T4	Any N	M0
Stage Ⅳ	Any T	Any N	M1

膵癌取扱い規約分類（第7版）におけるNの改訂により，N0（領域リンパ節に転移を認めない），N1（領域リンパ節に転移を認めるもの）とし，リンパ節転移個数によりN1a（領域リンパ節に1〜3個の転移を認める），N1b（領域リンパ節に4個以上の転移を認める）としている（p.40参照）．

【参考】UICC 第7版

Stage 0	Tis	N0	M0
Stage ⅠA	T1	N0	M0
Stage ⅠB	T2	N0	M0
Stage ⅡA	T3	N0	M0
Stage ⅡB	T1, T2, T3	N1	M0
Stage Ⅲ	T4	Any N	M0
Stage Ⅳ	Any T	Any N	M1

・膵癌登録症例（切除/非切除）における進行度（Stage）別の生存率（膵癌登録データ）

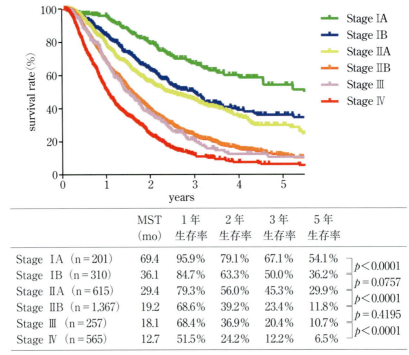

	MST (mo)	1年生存率	2年生存率	3年生存率	5年生存率	
Stage IA (n=201)	69.4	95.9%	79.1%	67.1%	54.1%	⎫ p<0.0001
Stage IB (n=310)	36.1	84.7%	63.3%	50.0%	36.2%	⎬ p=0.0757
Stage IIA (n=615)	29.4	79.3%	56.0%	45.3%	29.9%	⎬ p<0.0001
Stage IIB (n=1,367)	19.2	68.6%	39.2%	23.4%	11.8%	⎬ p=0.4195
Stage III (n=257)	18.1	68.4%	36.9%	20.4%	10.7%	⎬ p<0.0001
Stage IV (n=565)	12.7	51.5%	24.2%	12.2%	6.5%	⎭

図 36. 膵癌登録症例における進行度（Stage）別の生存率
（全症例：3,315 例，Stage IIB 症例では転移個数の記載のないものも含めて解析，2001〜2007 年）

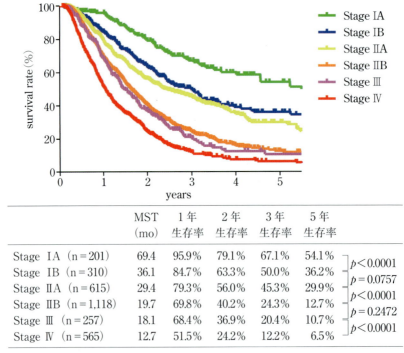

	MST (mo)	1年生存率	2年生存率	3年生存率	5年生存率	
Stage IA (n=201)	69.4	95.9%	79.1%	67.1%	54.1%	⎫ p<0.0001
Stage IB (n=310)	36.1	84.7%	63.3%	50.0%	36.2%	⎬ p=0.0757
Stage IIA (n=615)	29.4	79.3%	56.0%	45.3%	29.9%	⎬ p<0.0001
Stage IIB (n=1,118)	19.7	69.8%	40.2%	24.3%	12.7%	⎬ p=0.2472
Stage III (n=257)	18.1	68.4%	36.9%	20.4%	10.7%	⎬ p<0.0001
Stage IV (n=565)	12.7	51.5%	24.2%	12.2%	6.5%	⎭

図 37. 膵癌登録症例における進行度（Stage）別の生存率
（全症例：3,066 例，Stage IIB 症例では転移個数の記載のない 249 例は除外して解析，2001〜2007 年）

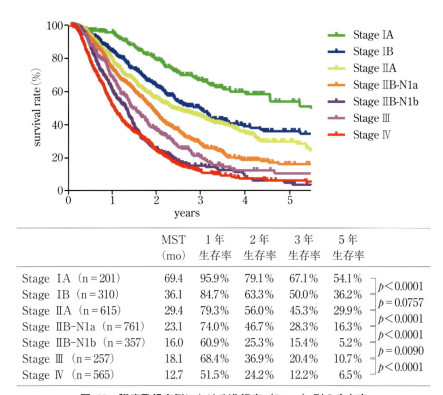

	MST (mo)	1年生存率	2年生存率	3年生存率	5年生存率	
Stage IA （n=201）	69.4	95.9%	79.1%	67.1%	54.1%	$p<0.0001$
Stage IB （n=310）	36.1	84.7%	63.3%	50.0%	36.2%	$p=0.0757$
Stage IIA （n=615）	29.4	79.3%	56.0%	45.3%	29.9%	$p<0.0001$
Stage IIB-N1a （n=761）	23.1	74.0%	46.7%	28.3%	16.3%	$p<0.0001$
Stage IIB-N1b （n=357）	16.0	60.9%	25.3%	15.4%	5.2%	$p=0.0090$
Stage III （n=257）	18.1	68.4%	36.9%	20.4%	10.7%	$p<0.0001$
Stage IV （n=565）	12.7	51.5%	24.2%	12.2%	6.5%	

図 38. 膵癌登録症例における進行度（Stage）別の生存率
（全症例：3,066 例，Stage IIB 症例では転移個数の記載のない 249 例は除外して解析，2001〜2007 年）

5．切除可能性分類 (Resectability Classification)

　膵癌は，各種画像診断法の進歩した現在においても，半数以上の症例は診断時にすでに遠隔転移や局所進行のために切除の対象とはならない。局所進行のために切除不能とされる因子としては，上腸間膜静脈（SMV）や門脈（PV）への浸潤，上腸間膜動脈（SMA）や腹腔動脈（CA），総肝動脈（CHA）への浸潤があげられる。これまで本邦では，切除可能性に関する分類はなく，その判断は施設独自のものや米国NCCNガイドラインに準ずるものなど様々であった。米国NCCNガイドラインでは，2006年頃から多相造影下のMDCTの所見に基づいて切除可能性分類の定義をしており，臨床試験や治療方針を立てるうえで用いられている。しかし，NCCNガイドラインも年毎に微細な変更が加えられ，基準もさらに細かくなり，膵臓を専門にする外科医でないと利用が難しいものになっている。そこで，本規約では，膵臓外科医が中心となり，内科医，画像診断医，病理医との協議を重ねることで，客観的で受け入れ易い基準（膵ダイナミックCT画像に基づく）を作成した。

　切除可能性分類は，その基準を標準的手術により肉眼的にも組織学的にも癌遺残のないR0切除が可能かどうかという視点から，切除可能（Resectable：R），切除可能境界（Borderline resectable：BR），切除不能（Unresectable：UR）に分ける。すなわち，Rは標準的手術によってR0切除が達成可能なもの，BRは標準的手術のみでは組織学的に癌遺残のあるR1切除となる可能性が高いもの，局所進行によるURは大血管浸潤を伴うため肉眼的に癌遺残のあるR2切除となる可能性が高いものである。なお，本規約の切除可能性分類では，腫瘍の主座は規定せず，動脈の破格は問わない。

1）切除可能性分類

切除可能 (Resectable)：R
　SMV/PVに腫瘍の接触を認めない，もしくは接触・浸潤が180度未満でみられるが閉塞を認めないもの。SMA，CA，CHAと腫瘍との間に明瞭な脂肪組織を認め，接触・浸潤を認めないもの。

切除可能境界 (Borderline resectable)：BR
　門脈系と動脈系の浸潤により細分する。

　BR-PV（門脈系への浸潤のみ）
　　SMA，CA，CHAに腫瘍の接触・浸潤は認められないが，SMV/PVに180度以上の接触・浸潤あるいは閉塞を認め，かつその範囲が十二指腸下縁をこえないもの[注1]。

　BR-A（動脈系への浸潤あり）
　　SMAあるいはCAに腫瘍との180度未満の接触・浸潤があるが，狭窄・変形は認めないもの。CHAに腫瘍の接触・浸潤を認めるが，固有肝動脈やCAへの接触・浸潤を認めないもの[注2]。

注1：画像上，腫瘍のSMV/PVへの接触・浸潤あるいは閉塞が，十二指腸下縁以遠に進展している場合，再建が困難となるため．
注2：門脈系と動脈系ともに接触もしくは浸潤例はBR-Aとする．

切除不能（Unresectable）：UR
遠隔転移の有無により細分する．

UR-LA（局所進行）
SMV/PVに腫瘍との180度以上の接触・浸潤あるいは閉塞を認め，かつその範囲が十二指腸下縁をこえるもの．SMAあるいはCAに腫瘍との180度以上の接触・浸潤を認めるもの．CHAに腫瘍の接触・浸潤を認め，かつ固有肝動脈あるいはCAに接触・浸潤が及ぶもの．大動脈に腫瘍の接触・浸潤を認めるもの．

UR-M（遠隔転移あり）
M1（領域リンパ節をこえるリンパ節への転移を有する場合も含む）．

2）切除可能性分類における CT 画像の実際

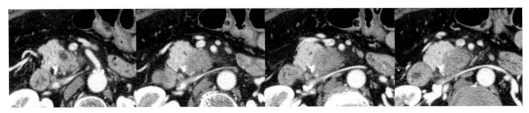

R：PLphⅡ～PLsma 浸潤はみられるが，SMA に接触・浸潤はみられない。SMV には 180 度未満の接触・浸潤がみられる。（膵頭部癌）

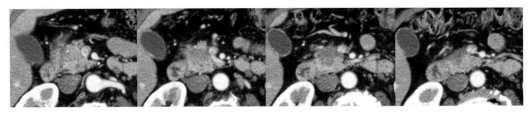

R：SMV に 180 度未満の接触・浸潤がみられる。（膵頭部癌）

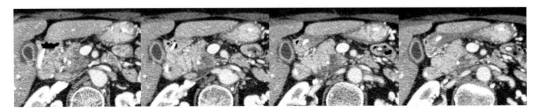

R：PLphⅡ～PLsma 浸潤はみられるが，SMA に接触・浸潤はみられない。SMV には 180 度未満の接触・浸潤がみられる。（膵頭部癌）

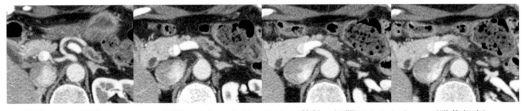

R：膵後面から進展する PLsma 浸潤がみられるが，SMA に接触・浸潤はみられない。（膵体部癌）

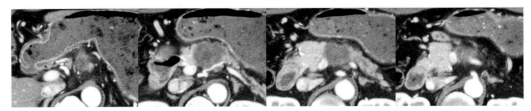

R：SPA，SPV に接触・浸潤がみられ SPV は閉塞している。SMV/PV に 180 度未満の接触・浸潤がみられるが，CHA，CA，SMA への接触・浸潤はみられない。（膵体部癌）

図 39．Resectable（R）の CT

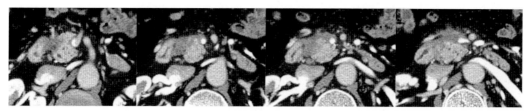

BR-PV：SMA に腫瘍の接触・浸潤はみられないが，SMV に 180 度以上の接触・浸潤がみられる。（膵頭部癌）

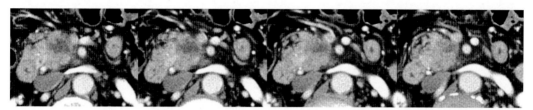

BR-A：SMA に 180 度未満の接触・浸潤がみられるが，狭窄・変形はみられない。（膵頭部癌）

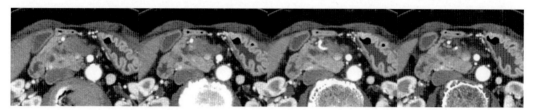

BR-A：SMA に 180 度未満の接触・浸潤がみられるが，狭窄・変形はみられない。（膵頭部癌）

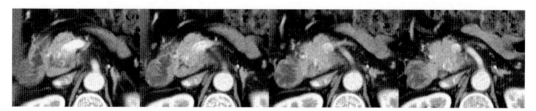

BR-A：SMA に 180 度未満の接触・浸潤がみられるが，狭窄・変形はみられない。（膵頭部癌）

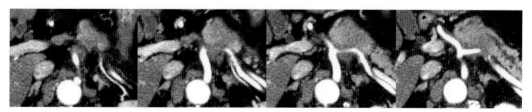

BR-A：CA に 180 度未満の接触・浸潤がみられるが，狭窄・変形はみられない。SPA，CHA に接触・浸潤がみられる。（膵体尾部癌）

図 40．Borderline resectable（BR）の CT

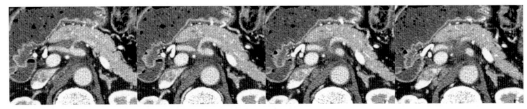
UR-LA：CA に 180 度以上の接触・浸潤がみられる。（膵頭部癌）

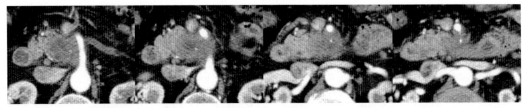
UR-LA：SMA に 180 度以上の接触・浸潤がみられる。（膵頭部癌）

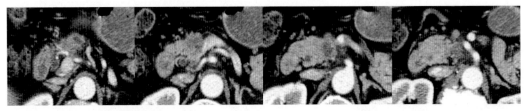
UR-LA：CHA は全周性の接触・浸潤がみられ，さらに SMA，CA に 180 度未満の接触・浸潤がみられる。（膵頭部癌）

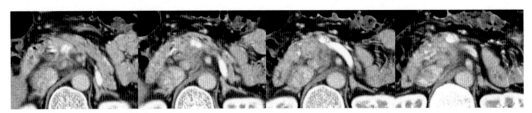
UR-LA：CA に 180 度以上の接触・浸潤がみられる。（膵体部癌）

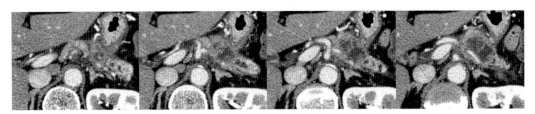
UR-LA：CA に 180 度以上の接触・浸潤がみられる。（膵体尾部癌）

図 41. UR-LA の CT

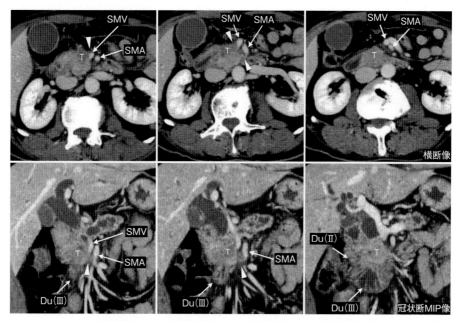

図 42. UR-LA：膵頭部癌，上腸間膜動脈周囲神経叢浸潤，上腸間膜静脈浸潤（十二指腸水平脚レベルまで）
膵頭部癌（T）が前方および内側に進展し，上腸間膜静脈（SMV）および上腸間膜動脈（SMA）に浸潤を認める（矢頭）。腫瘍浸潤は十二指腸水平脚（Du（Ⅲ））に及んでいるが，十二指腸より下方には達していない。Du（Ⅱ）：十二指腸下行脚

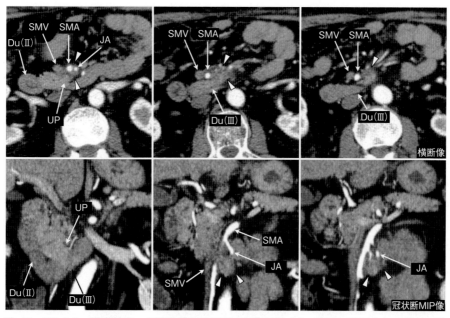

図 43. UR-LA：膵頭部癌，上腸間膜動脈周囲神経叢浸潤（十二指腸より下方まで浸潤あり）
膵頭部癌が上腸間膜動脈（SMA）および空腸動脈（JA）周囲に沿って下方に浸潤し（矢頭），十二指腸水平脚（Du（Ⅲ））より下方のレベルまで達している。UP：鉤状突起，Du（Ⅱ）：十二指腸下行脚，SMV：上腸間膜静脈

5．切除可能性分類（Resectability Classification）　53

Ⅳ．外科的治療

1．手術の種類
1）手術の内容
膵切除術
姑息手術（胆管空腸吻合，胃空腸吻合によるバイパス術など）
その他の手術（試験開腹，審査腹腔鏡など）

2）手術の到達法
開腹下
腹腔鏡補助下（HALS：hand-assisted laparoscopic surgery を含む）
腹腔鏡下（Robot 手術も含む）
その他

2．膵切除術式の記載
1）切除術式の種類
膵頭切除　PHR：pancreatic head resection
　膵頭十二指腸切除　PD：pancreatoduodenectomy
　幽門輪温存膵頭十二指腸切除　PPPD：pylorus-preserving PD
　亜全胃温存膵頭十二指腸切除　SSPPD：subtotal stomach-preserving PD
　十二指腸温存膵頭切除　DPPHR：duodenum-preserving PHR
　膵頭十二指腸第Ⅱ部切除　PHRSD：pancreatic head resection with segmental duodenectomy
　その他の膵頭切除
尾側膵切除　DP：distal pancreatectomy
　膵尾部切除　DP（tail）
　膵体尾部切除　DP（body-tail）
　尾側膵亜全摘　DP（subtotal）注
　脾温存膵体尾部切除　SPDP：spleen-preserving DP
　腹腔動脈合併膵体尾部切除　DP-CAR：DP with en-bloc celiac axis resection
膵全摘　TP：total pancreatectomy
　膵全摘　TP：total pancreatectomy
　幽門輪温存膵全摘　PPTP：pylorus-preserving TP
　脾温存膵全摘　SPTP：spleen-preserving TP
　幽門輪温存脾温存膵全摘　PPSPTP：pylorus-preserving, spleen-preserving TP
　十二指腸温存膵全摘　DPTP：duodenum-preserving TP
　全膵十二指腸第Ⅱ部切除　TPSD：TP with segmental duodenectomy

膵中央切除　MP：middle pancreatectomy
中央区域温存膵切除術　MSPP：middle-segment preserving pancreatectomy
膵部分切除　PP：partial pancreatectomy
膵核出術　EN：enucleation

　　注：亜全摘（subtotal resection）とは膵の2部（portion）をこえた切除とする。
　　　　記載例：PD（subtotal），DP（subtotal）

2）合併切除臓器
十二指腸，胃，結腸，肝，脾，門脈系，動脈系などを合併切除した場合は，その臓器名を記載する。

3）再建術式の種類
(1) PD, PPPD, SSPPD 後の再建術式
PD，PPPD，SSPPD 後の再建術式を，膵，胆管，胃のそれぞれと空腸との吻合を，空腸口側からの順位によって分類する。

　Ⅰ型（PD-Ⅰ，PPPD-Ⅰ，SSPPD-Ⅰ）　　胆管，膵，胃の順に吻合
　Ⅱ型（PD-Ⅱ，PPPD-Ⅱ，SSPPD-Ⅱ）　　膵，胆管，胃の順に吻合
　Ⅲ型（PD-Ⅲ，PPPD-Ⅲ，SSPPD-Ⅲ）　　a．胃，膵，胆管の順に吻合
　　　　　　　　　　　　　　　　　　　b．胃，胆管，膵の順に吻合
　Ⅳ型（PD-Ⅳ，PPPD-Ⅳ，SSPPD-Ⅳ）　　その他の吻合

(2) 膵再建法の種類
A　膵空腸吻合
B　膵胃吻合
C　膵十二指腸吻合
D　膵膵吻合
これらについては以下のごとく分類する。
　1．膵管・粘膜吻合法（duct-to-mucosa anastomosis）
　　　注：膵管・粘膜吻合法には膵実質を含めた膵管と漿膜筋層を含めた粘膜との吻合も含む。
　2．陥入法（invagination or dunking method）
　3．その他の吻合法

　記載例：SSPPD-Ⅱ-A-1
　　　　　PPPD-Ⅳ-B-2
　　　　　DPPHR-C-1
　　　　　MP-A-2
　　　　　MP-D

3．リンパ節郭清度の分類

D0：第1群リンパ節の郭清を行わないか，その郭清が不完全なもの
D1：第1群リンパ節のみの郭清を行ったもの
D2：第1群および第2群リンパ節の郭清を行ったもの
D3：第1群，第2群および第3群リンパ節の郭清を行ったもの

膵全摘（TP），膵頭十二指腸切除（PD）あるいは膵体尾部切除（DP）におけるそれぞれのリンパ節群分類を表5に示す。

表5．リンパ節群分類

	膵全摘	膵頭十二指腸切除	膵体尾部切除
1群リンパ節	8a, 8p, 10, 11p, 11d, 13a, 13b, 17a, 17b, 18	8a, 8p, 13a, 13b, 17a, 17b	10, 11p, 11d, 18
2群リンパ節	5, 6, 7, 9, 12a, 12b, 12p, 14p, 14d	5, 6, 12a, 12b, 12p, 14p, 14d	7, 8a, 8p, 9, 14p, 14d
3群リンパ節	1, 2, 3, 4, 15, 16a2, 16b1	1, 2, 3, 4, 7, 9, 10, 11p, 11d, 15, 16a2, 16b1, 18	5, 6, 12a, 12b, 12p, 13a, 13b, 15, 17a, 17b, 16a2, 16b1

4．腫瘍遺残度の評価

原発巣を含めて切除が行われた場合，その組織学的，肉眼的な遺残腫瘍（residual tumor：R）の状態を以下のごとく分類する。

RX：不明
R0：遺残腫瘍を認めない
R1：病理組織学的検索で，遺残腫瘍を認める
R2：肉眼的に遺残腫瘍を認める

R0の場合，断端から癌浸潤部までの最も近接する距離（mm）を記載することが望ましい。

なお，局所の腫瘍遺残度については，以下の切除断端および剥離面における癌浸潤の有無を記載する。

1）膵切除断端（pancreatic cut end margin：PCM）

PCM0：癌浸潤を認めない
PCM1：癌浸潤を認める
PCMX：癌浸潤が不明である

*PCM1で上皮内癌のみを認める場合はPCM1e（epithelium），浸潤癌を認める場合は，上皮内癌と浸潤癌の両者を認める場合も含め，PCM1i（invasive）とする。

2）胆管切除断端（bile duct cut end margin：BCM）
　　BCM0：癌浸潤を認めない
　　BCM1：癌浸潤を認める
　　BCMX：癌浸潤が不明である
　　　＊BCM1で上皮内癌のみを認める場合はBCM1e（epithelium），浸潤癌を認める場合は，上皮内癌と浸潤癌の両者を認める場合も含め，BCM1i（invasive）とする。

3）膵周囲剥離面（dissected peripancreatic tissue margin：DPM）
　　DPM0：癌浸潤を認めない
　　DPM1：癌浸潤を認める
　　DPMX：癌浸潤が不明である

　NCCN guideline 2015ではDPMをさらに細分化しており，SMA margin，Posterior margin，Portal vein groove margin，Anterior surfaceとし，断端までの距離を記載することを推奨している。

V．治療成績

1．患者数
1）入院症例総数
2）手術症例総数
3）非手術症例総数
4）切除症例総数
5）手術直接死亡総数*
6）術後在院死亡総数

　　*手術直接死亡とは入院中，退院後を問わず，術後30日以内に死亡したものを指す．

2．予後調査
1）生存：生存確認年月日
2）死亡：死亡年月日
3）消息不明：最終生存確認年月日

3．死因
1）手術関連死：外科合併症による死亡，または外科合併症に伴って発症した疾患による死亡
2）その他の治療関連死：化学療法や放射線療法などによる死亡
3）原病死
4）他病死：病名を記載する
5）事故死（自殺を含む）
6）死因不明

4．再発形式
1）残膵再発
2）膵床部（膵切除部）再発
3）腹膜再発
4）肝再発
5）肝以外の血行性再発
6）リンパ行性再発（膵床部以外）
7）再発形式不明

5．生存率
　生存率の成績には，算出方法（Kaplan-Meier法など），有意差検定方法（generalized Wilcoxon検定など）を記載するとともに，対象とした母集団の種類（手術例，切除例，化学療法例など）および消息不明率を明記する．

VI. 切除材料の取扱いと検索方法

1. 切除膵（または摘出膵）の取扱い

(1) 摘出膵を腹側ならびに背側より肉眼的に観察する。この際，膵の被膜ならびに剥離面への癌の浸潤の有無を調べる[注1,2]。

注1：癌の浸潤が被膜あるいは剥離面にある場合，あるいはその疑いがある場合には，その場所の広がりと性状を記載し，かつ癌の浸潤が最も著しいと思われる部位について組織学的検索を行う。

注2：組織学的癌遺残度の判定には，Inking 法などを用いることが望ましい[1]。

1) Verbeke CS. Resection margins and R1 rates in pancreatic cancer--are we there yet? Histopathology, 2008; 52: 787-96.

(2) 十二指腸の切開は，十二指腸の外側あるいは後壁で十二指腸の縦軸に沿って行い，十二指腸乳頭・副乳頭，十二指腸粘膜の状態を観察する（図44）[注]。

注：十二指腸の両切断端を閉鎖し，ホルマリン液を注入固定後に切開する方法もある。

(3) 総胆管や主膵管の検索は，固定前に開いて行う方法と，固定後に連続輪切り切片を作製し割面を観察しながら行う方法とがある。前者の場合，一般には総胆管か主膵管のどちらか一方を開け[注1]，総胆管は後面から（図45），主膵管は前面から開ける。後者の総胆管あるいは膵管を開けないで固定する場合には，上皮の固定をよくするために総胆管および主膵管にホルマリン液を注入することを勧める[注2]。

注1：総胆管と主膵管の両方を開けると，標本の形がくずれて後にオリエンテーションがつかなくなることがある。

注2：胆管上皮や膵管上皮は自家融解を起こしやすいので，できるだけ早期に固定する必要がある。このような配慮は，組織診断の難しい病変の検索のみならず，種々の免疫組織化学的検索や遺伝子検索のためにも有用である。

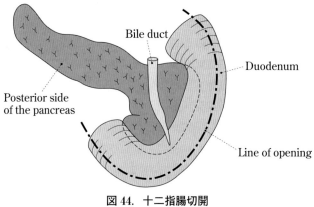

図44. 十二指腸切開

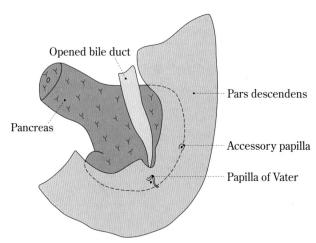

図45. 膵内胆管切開方法（膵後面よりみた図）

2．切り出し方法

1) 膵頭十二指腸切除標本の場合

　　十二指腸乳頭開口部を通る Kerckring 皺壁に平行する割面を起点とし，口側および肛門側に約 5 mm 間隔の連続組織片をつくる．その際，副乳頭を含む切片には，その中心部を通る標本をつくる（図 46a-(1)，図 46b）注．

　　　　注：十二指腸から膵頭部にいれる割は，必ずしも平行である必要はない．図 46a-(1) 下段のように総胆管や主膵管の輪切りが同時に観察しやすいように扇状に切るのも一法である．

2) 膵体尾部切除標本の場合

　　切除断端から 5 mm 間隔で，膵の長軸に直角な組織片を連続してつくる（図 46a-(2)，図 46b）．

3) 膵全摘標本の場合

　　1) と 2) を併用して行う．

* 切除標本の外観，割面は物差しなどを添えて写真撮影を行う．
* Axial 断面で切り出すと，術前 CT 画像との比較が容易となる．

3．腹腔細胞診の実施方法

　開腹直後に，腹水がある場合は腹水を，ない場合は生理食塩液 100 ml を静かに腹腔内に注入し，Douglas 窩より洗浄液を採取して検査を行う．

　腹水および洗浄液を遠沈する．

　沈渣をスライドグラスに載せ，すりあわせ塗抹を行う．

　染色法は Papanicolaou 染色，Giemsa 染色を基本として，必要があれば免疫染色を追加する．

(1) 膵頭十二指腸切除の場合

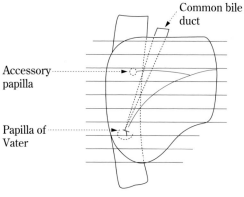

(2) 尾側膵切除の場合

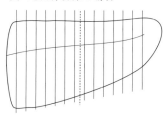

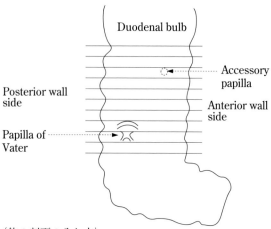

〈他の割面の入れ方〉

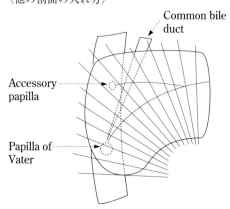

図 46a. 膵頭十二指腸切除および尾側膵切除標本の切り出し方法

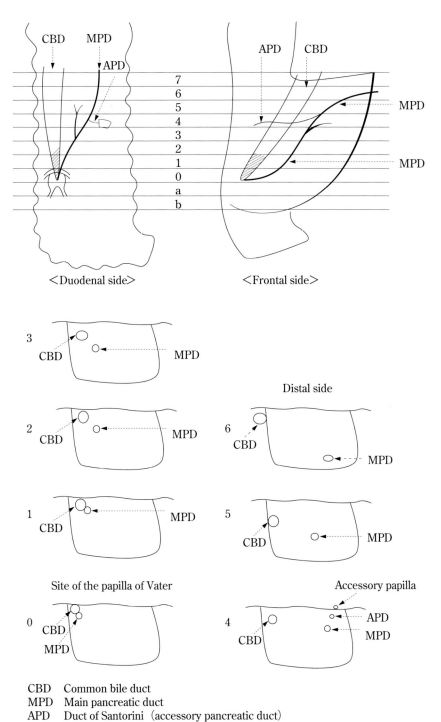

図 46b. 膵頭十二指腸切除標本の切り出し方法（十二指腸側および前面からみた総胆管
および膵管との関係と，連続切片の割面を示す）

Ⅶ．膵腫瘍の組織所見

1．膵腫瘍の組織型分類　　　　　　　　　　　　　　　　　　　　　　ICD-O code
［1］上皮性腫瘍 Epithelial neoplasms
　A．外分泌腫瘍 Exocrine neoplasms
　　1．漿液性腫瘍 Serous neoplasms（SNs）
　　　a）漿液性嚢胞腺腫 Serous cystadenoma（SCA）　　　　　　　　8441/0
　　　b）漿液性嚢胞腺癌 Serous cystadenocarcinoma（SCC）　　　　　8441/3
　　2．粘液性嚢胞腫瘍 Mucinous cystic neoplasms（MCNs）
　　　a）粘液性嚢胞腺腫 Mucinous cystadenoma（MCA）　　　　　　8470/0
　　　b）粘液性嚢胞腺癌，非浸潤性 Mucinous cystadenocarcinoma（MCC），
　　　　　noninvasive　　　　　　　　　　　　　　　　　　　　　8470/2
　　　c）粘液性嚢胞腺癌，浸潤性 Mucinous cystadenocarcinoma（MCC），invasive
　　　　　　　　　　　　　　　　　　　　　　　　　　　　　　　8470/3
　　3．膵管内腫瘍
　　　a）膵管内乳頭粘液性腫瘍 Intraductal papillary mucinous neoplasms（IPMNs）
　　　　（1）膵管内乳頭粘液性腺腫 Intraductal papillary mucinous adenoma（IPMA）
　　　　　　　　　　　　　　　　　　　　　　　　　　　　　　　8453/0
　　　　（2）膵管内乳頭粘液性腺癌，非浸潤性 Intraductal papillary mucinous
　　　　　　carcinoma（IPMC），noninvasive　　　　　　　　　　　8453/2
　　　　（3）膵管内乳頭粘液性腺癌，浸潤性 Intraductal papillary mucinous carcinoma
　　　　　　（IPMC），invasive　　　　　　　　　　　　　　　　　8453/3
　　　b）膵管内管状乳頭腫瘍 Intraductal tubulopapillary neoplasms（ITPNs）
　　　　（1）膵管内管状乳頭腺癌，非浸潤性 Intraductal tubulopapillary carcinoma,
　　　　　　non-invasive　　　　　　　　　　　　　　　　　　　　8503/2
　　　　（2）膵管内管状乳頭腺癌，浸潤性 Intraductal tubulopapillary carcinoma, invasive
　　　　　　　　　　　　　　　　　　　　　　　　　　　　　　　8503/3
　　　c）膵上皮内腫瘍性病変 Pancreatic intraepithelial neoplasia（PanIN）
　　　　（1）低異型度膵上皮内腫瘍性病変 Low-grade PanIN
　　　　（2）高異型度膵上皮内腫瘍性病変 High-grade PanIN　　　　　8148/2
　　4．浸潤性膵管癌 Invasive ductal carcinomas（IDCs）
　　　a）腺癌 Adenocarcinoma
　　　　ⅰ）高分化型 Well differentiated type（wel）　　　　　　　　　8500/31
　　　　ⅱ）中分化型 Moderately differentiated type（mod）　　　　　 8500/32
　　　　ⅲ）低分化型 Poorly differentiated adenocarcinoma（por）　　　8500/33
　　　b）腺扁平上皮癌 Adenosquamous carcinoma（asc）　　　　　　　8560/3
　　　c）粘液癌 Mucinous carcinoma（muc）　　　　　　　　　　　　8480/3

d）退形成癌 Anaplastic carcinoma　　　　　　　　　　　　　　8020/3
　　　　ⅰ）多形細胞型退形成癌 Anaplastic carcinoma, pleomorphic type
　　　　ⅱ）紡錘細胞型退形成癌 Anaplastic carcinoma, spindle cell type
　　　　ⅲ）破骨型多核巨細胞を伴う退形成癌 Anaplastic carcinoma with
　　　　　　osteoclast-like giant cells　　　　　　　　　　　　　　8035/3
　　5．腺房細胞腫瘍 Acinar cell neoplasms（ACNs）
　　　a）腺房細胞嚢胞腺腫 Acinar cell cystadenoma（ACA）　　　　8551/0
　　　b）腺房細胞癌 Acinar cell carcinoma（ACC）　　　　　　　　8550/3
　B．神経内分泌腫瘍 Neuroendocrine neoplasms（NENs）
　　1．神経内分泌腫瘍 Neuroendocrine tumors（NETs, G1, G2）　　8240/3（G1），
　　　　　　　　　　　　　　　　　　　　8249/3（G2），8150/3（非機能性 G1・G2）
　　2．神経内分泌癌 Neuroendocrine carcinoma（NEC）　　　　　　8246/3
　C．併存腫瘍 Combined neoplasms
　D．分化方向の不明な上皮性腫瘍 Epithelial neoplasms of uncertain differentiation
　　1．充実性偽乳頭状腫瘍 Solid-pseudopapillary neoplasm（SPN）　　8452/3
　　2．膵芽腫 Pancreatoblastoma　　　　　　　　　　　　　　　　　8971/3
　E．分類不能 Unclassifiable
　F．その他 Miscellaneous

[2] 非上皮性腫瘍

各当該規約などで規定。

（血管腫 Hemangioma，リンパ管腫 Lymphangioma，平滑筋肉腫 Leiomyosarcoma，悪性リンパ腫 Malignant lymphoma，傍神経節腫 Paraganglioma，その他 Others）

2．癌の間質量
癌組織中の間質結合織の量により以下のように分類する。
　　髄様型　medullary type（med）：間質量のきわめて少ないもの
　　中間型　intermediate type（int）：髄様型と硬性型の中間にあるもの
　　硬性型　scirrhous type（sci）　：間質量の多いもの

3．癌の浸潤増殖様式
癌巣の辺縁部における最も優勢な浸潤様式を以下のように分類する。
　　INFa：癌巣が膨張圧排性の発育を示し，周囲組織との間に一線が画されるもの
　　INFb：INFa と INFc の間にあるもの
　　INFc：癌巣がバラバラに浸潤し，周囲組織との境界が不明瞭なもの

INFa	INFb	INFc

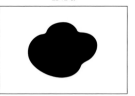 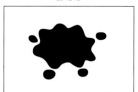 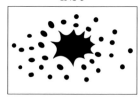

4．リンパ管侵襲
　　ly0：認められないもの
　　ly1：軽微なもの
　　ly2：中等度のもの
　　ly3：高度のもの
　　注：リンパ管侵襲が不確実な場合は，ly0 にする。

5．静脈侵襲
　　v0：認められないもの
　　v1：軽微なもの
　　v2：中等度のもの
　　v3：高度のもの
　　注：静脈侵襲が不確実な場合は，v0 にする。

6．神経浸潤
　　ne0：認められないもの
　　ne1：軽微なもの
　　ne2：中等度のもの
　　ne3：高度のもの
　　注：PL（膵外神経叢）浸潤の有無は，別に規定する。

7．主膵管内進展

浸潤癌において，浸潤部の範囲をこえてみられる主膵管内の腫瘍の拡がり．

mpd0：認められないもの
mpd1：認められるもの注
mpdx：判定できない場合

注：主膵管内進展の距離を記載する（図47）．膵頭十二指腸切除または膵体尾部切除材料では，切除断端からの距離も記載する．なお膵管内腫瘍の進展は図2（p.13）を参考にして記載し，膵管内腫瘍由来の浸潤癌における主膵管内進展は下図に準じること．

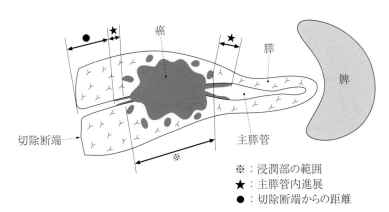

図47．主膵管内進展の計測
★●を計る．

8．組織学的分類の説明

［1］上皮性腫瘍 Epithelial neoplasms

A．外分泌腫瘍 Exocrine neoplasms

1．漿液性腫瘍 Serous neoplasms（SNs）

a）漿液性嚢胞腺腫 Serous cystadenoma（SCA）（図48〜50）

中年女性の膵体尾部に好発する．被膜の薄い凹凸した類球形腫瘍で，壁の薄い径数 mm までの小嚢胞からなる多房性腫瘍であることが多いが，その一部に大きな嚢胞腔（＞径10 mm）を含むものや，大きな嚢胞が主体の腫瘍もある（macrocystic serous cystadenoma*）．内容は水様透明な液体である．割面で星紡状の線維化あるいは石灰化がみられることがある．小嚢胞内面を被う上皮は一層性で，細胞は立方状あるいは扁平で，細胞質はグリコーゲンが豊富で明るく核は小型で丸い．核分裂像はほとんどみられない．同様の腫瘍細胞が腺様，腺房状に増生し肉眼的に充実性に見えるものもある（solid serous adenoma*）．

b）漿液性嚢胞腺癌 Serous cystadenocarcinoma（SCC）

上記の腺腫に対応する悪性腫瘍で，稀な腫瘍である．組織像からの鑑別は難しく，転移（肝転移など）の存在をもって診断する．

2. 粘液性嚢胞腫瘍 Mucinous cystic neoplasms（MCNs）（図 51〜57）
　a）粘液性嚢胞腺腫 Mucinous cystadenoma（MCA）
　　　（同義語*：MCN with low- or intermediate-grade dysplasia）
　b）粘液性嚢胞腺癌，非浸潤性 Mucinous cystadenocarcinoma（MCC），noninvasive
　　　（同義語*：MCN with high-grade dysplasia）
　c）粘液性嚢胞腺癌，浸潤性 Mucinous cystadenocarcinoma（MCC），invasive
　　　（同義語*：MCN with an associated invasive carcinoma）

　　中〜高年女性の膵尾部に好発する，通常厚い線維性被膜をもつ巨大球形の単〜多房性の腫瘍で，内容は粘液性あるいは粘血性であり，内面は平滑，顆粒状，あるいは出血びらん性である。内腔に突出する隆起や嚢胞隔壁内の結節性病変は悪性を示唆する。通常，主膵管との交通は画像診断上は確認されないが，手術標本で膵管造影を行うと交通が証明されることがある。嚢胞内面は平坦〜乳頭状に増生し，種々の程度の異型を呈する粘液性高円柱上皮で被覆されている。上皮異型の程度が上皮内癌に満たないものは粘液性嚢胞腺腫（MCA）とし，上皮内癌相当のものは粘液性嚢胞腺癌，非浸潤性（MCC, noninvasive）として，嚢胞壁あるいは嚢胞壁外に浸潤する場合を粘液性嚢胞腺癌，浸潤性（MCC, invasive）とする。上皮は剝離してわずかにしかみられない場合もある。上皮下に，小血管に富む高密度の紡錘形細胞からなる卵巣様間質（ovarian-type stroma）が特徴的に認められる。高齢あるいは変性や炎症性反応が強い際は卵巣様間質が不明瞭の場合がある。浸潤をみる際は浸潤成分の組織型および浸潤径を記載する。

3. 膵管内腫瘍（図 58〜77）
　a）膵管内乳頭粘液性腫瘍 Intraductal papillary mucinous neoplasms（IPMNs）
　　（1）膵管内乳頭粘液性腺腫 Intraductal papillary mucinous adenoma
　　　　（同義語*：IPMN with low- or intermediate-grade dysplasia）
　　（2）膵管内乳頭粘液性腺癌，非浸潤性 Intraductal papillary mucinous carcinoma, noninvasive
　　　　（同義語*：IPMN with high-grade dysplasia）
　　（3）膵管内乳頭粘液性腺癌，浸潤性 Intraductal papillary mucinous carcinoma, invasive
　　　　（同義語*：IPMN with an associated invasive carcinoma）

　　粘液を入れた肉眼的な膵管拡張を特徴とする膵管上皮性腫瘍で，病変の主座が，主膵管にあるものは主膵管型，分枝にあるものは分枝型，両方にまたがるものは混合型とする。拡張膵管内面に種々の乳頭状構造および異型を呈する腫瘍性上皮の増生を見る。上皮の異型の程度および浸潤の有無により上記(1)-(3)に分類する。上皮異型の程度が上皮内癌に満たないものは膵管内乳頭粘液性腺腫（IPMA），上皮内癌相当のものは膵管内乳頭粘液性腺癌，非浸潤性（IPMC, noninvasive）とし，膵管壁あるいは膵管壁外に浸潤をみる場合が膵管内乳頭粘液性

腺癌，浸潤性（IPMC, invasive）とする。浸潤をみる際は浸潤成分の組織型および浸潤径を記載する。腫瘍上皮は胃腺窩上皮あるいは幽門腺上皮に類似した胃型（gastric type），腸杯細胞あるいは絨毛状腫瘍に類似した腸型（intestinal type），複雑で不整な構造を示す膵胆道型（pancreatobiliary type），好酸性細胞が葉状に増生する好酸性細胞型（oncocytic type）の4亜型に分けられ，これらの亜型分類を記載することが推奨される。

b) 膵管内管状乳頭腫瘍 Intraductal tubulopapillary neoplasms（ITPNs）
　（1）膵管内管状乳頭腺癌，非浸潤性 Intraductal tubulopapillary carcinoma, non-invasive
　（2）膵管内管状乳頭腺癌，浸潤性 Intraductal tubulopapillary carcinoma, invasive

　拡張膵管内に鋳型状にはまり込むように増生する腫瘍で，肉眼的な粘液を認めない。組織学的に立方状上皮が管状あるいは乳頭状を呈して塊状に増殖している。頻繁に壊死を伴い，時に出血をまじえる。腫瘍細胞の異型は一様に強く，上皮内癌相当とみなされ，浸潤を認めない場合を膵管内管状乳頭腺癌，非浸潤性（ITPN, noninvasive），膵管壁あるいは膵管壁外に浸潤を認める場合を膵管内管状乳頭腺癌，浸潤性（ITPN, invasive）と分類・診断する。時に管状構造がほとんどを占め，そのような際は規約第6版に記載されていた膵管内管状腺癌に相当する病変となる。ITPNにおいては異型の弱い，腺腫相当の病変は報告されておらず，現行の2010年版WHO分類*においてもlow-gradeに相当する病変は記載されていない。よって，本腫瘍における腺腫病変は分類上の項目として設けていない。なお，規約第6版に記載されていた膵管内管状腺腫は幽門腺型の膵管内乳頭粘液性腫瘍（IPMN）とされ，腺腫相当のITPNとはみなされていない*。また，ITPNは管内増殖型の腺房細胞癌との鑑別を要するため，免疫組織化学法で腺房細胞のマーカーであるトリプシンが陰性となることの確認が望まれる。IPMNとの鑑別には，肉眼的粘液を認めないこと，細胞内粘液に乏しいこと，免疫組織化学法でMUC5ACが陰性となること，などが鑑別に有用な所見となる。

c) 膵上皮内腫瘍性病変 Pancreatic intraepithelial neoplasia（PanIN）
　（1）低異型度膵上皮内腫瘍性病変 Low-grade PanIN（図78・79）
　　　（同義語*：PanIN-1 or -2）
　（2）高異型度膵上皮内腫瘍性病変 High-grade PanIN（図80・81）
　　　（同義語：PanIN-3*，上皮内癌 carcinoma in situ（CIS）（規約第6版））

　膵管内に限局する上皮内増殖性病変で，原則として肉眼的な膵管拡張を伴わず，あっても径5mm程度までのことが多いが，MRCP, ERCP, EUSなどの画像診断上，膵管狭窄病変として，あるいは，狭窄部より上流側の拡張部に認められることもある。組織学的に，平坦〜低乳頭増殖を示す円柱状から立方状上皮より構成され，種々の程度の異型を呈する。異型の程度が上皮内癌に満たないもの

は低異型度膵上皮内腫瘍性病変（low-grade PanIN）とし，上皮内癌相当のものは高異型度膵上皮内腫瘍性病変（high-grade PanIN）とする。膵管内乳頭粘液性腫瘍（IPMN）は肉眼的な膵管拡張を示し，拡張膵管内腔によく発達した粘液性乳頭状の腫瘍上皮増生をみることが原則となるので，顕微的な膵管内増殖性病変である膵上皮内腫瘍性病変（PanIN）とは，膵管拡張の程度・形状および上皮増生の程度，形態により鑑別される。

4. 浸潤性膵管癌 Invasive ductal carcinomas（IDCs）（同義語＊：pancreatic ductal adenocarcinoma, PDAC）

間質浸潤を伴う癌腫で，膵管類似の腺腔形成や膵管上皮への分化がみられるものである。多彩な組織形態を示すが，本規約では優勢像をもって下記のごとく分類する。なお，UICC-WHO 分類では最も悪性度の高い組織型をもって分類している。

a) 腺癌 adenocarcinoma

種々の程度の腺腔形成がみられる，最も頻度の高い組織型である。通常，著明な線維増生 desmoplasia を伴い，間質に富む。腺腔形成の程度（分化度）により以下に分ける。

ⅰ) 高分化型 Well differentiated type（wel）（図82・83）

腺腔形成が明瞭で，単純な円形腺管，腺腔内に向かう小さな乳頭状突起をもつ腺管が主体のもの。癌細胞は円柱状ないし立方状で，細胞質に富む。核の大きさは均一で，多くの場合基底側に位置している。

ⅱ) 中分化型 Moderately differentiated type（mod）（図84・85）

高分化型に比し，腺腔は小型で不規則である。細胞異型もより強く，核の大きさ，形もより不均一である。

ⅲ) 低分化型 Poorly differentiated type（por）（図86・87）

腺腔形成が不明瞭となり，索状構造や敷石状胞巣が目立つ。退形成性膵管癌や未分化癌に比し粘液染色の陽性率が高い。

b) 腺扁平上皮癌 Adenosquamous carcinoma（asc）（図88・89）

腺癌成分と扁平上皮癌成分が相接してあるいは混在してみられるもので，扁平上皮成分が腫瘍全体の30％以上あるもの。粘表皮癌 mucoepidermoid carcinoma も含まれる。また，通常の検索で扁平上皮癌成分のみしか認められない場合も便宜的に本型として扱う。

c) 粘液癌 Mucinous carcinoma（muc）（同義語＊：colloid carcinoma）（図90〜93）

粘液産生が著しく，粘液湖 mucus lake の形成が著明（腫瘍全体の80％以上）な癌で，一般に，個々の粘液湖および癌全体の周りに線維化が目立つ。粘液湖の辺縁あるいは中には，種々の分化を示す癌がみられる。印環細胞癌 signet ring cell carcinoma はほとんどが粘液湖に浮遊した形でみられるので，便宜的に本型として扱う．腫瘍の一部にしか認められない場合は，優勢組織型に附記する形でその旨を記す．

 d）退形成癌 Anaplastic carcinoma（同義語＊：未分化癌 undifferentiated carcinoma）（図 94〜97）

  細胞分化が不明瞭な癌腫．多くの場合，一部に膵管癌成分がみられるので，膵管癌の一型と考えられる．腫瘍細胞の形態により，多形細胞型 pleomorphic type，紡錘細胞型 spindle cell type，および非腫瘍性の破骨型多核巨細胞 osteoclast-like giant cells を伴う退形成癌に分けるが，これらが混在することも稀ではない．破骨型多核巨細胞は CD68 陽性，サイトケラチン陰性を示す．

  ⅰ）多形細胞型退形成癌 Anaplastic carcinoma, pleomorphic type
  ⅱ）紡錘細胞型退形成癌 Anaplastic carcinoma, spindle cell type
  ⅲ）破骨型多核巨細胞を伴う退形成癌 Anaplastic carcinoma with osteoclast-like giant cells

5. 腺房細胞腫瘍 Acinar cell neoplasms（ACNs）
 a）腺房細胞腺腫 Acinar cell cystadenoma（ACA）
  異型に乏しい腺房細胞性の稀な囊胞状腫瘍．

 b）腺房細胞癌 Acinar cell carcinoma（ACC）（図 98〜100）
  好酸性（しばしば顆粒状）の腺房細胞に類似した細胞からなる悪性腫瘍．腺房構造を示すことが多いが，腺様構造，篩状構造や充実性細胞集団からなることもある．間質は一般に少なく髄様である．免疫組織化学法では，トリプシン，BCL10 などに対する抗体で陽性所見が認められる．粘液は陰性である．電子顕微鏡では，胞体内にチモーゲン顆粒が認められる．

B. 神経内分泌腫瘍 Neuroendocrine neoplasms（NENs）（図 101〜106）
 1. 神経内分泌腫瘍 Neuroendocrine tumors（NETs, G1, G2）
 2. 神経内分泌癌 Neuroendocrine carcinoma（NEC）
  神経内分泌系細胞への分化を示す腫瘍である．ホルモン過剰症状がみられるものを症候性（機能性）腫瘍とよび，そうでないものを非症候性（非機能性）腫瘍とよぶ．機能性腫瘍の場合，産生ホルモンは必ずしも一種類ではなく数種類を同時に産生することがある．一般には比較的境界明瞭な充実性腫瘍であるが，周囲膵組織との境界が不整なもの，変性を来し囊胞状となるものもある．組織学的には，典型例では毛細血管に接して索状，リボン状，敷石状など類器官構造 organoid structure を示して増殖する．ロゼットあるいは偽ロゼットの形成をみることもある．診断には免疫組織化学法でクロモグラニン A，シナプトフィジンなどの神経内分泌マーカーの陽性所見を確認することが必要である．また，電子顕微鏡で神経内分泌顆粒

を証明することが必要な場合もある。

　WHOの消化器腫瘍分類（2010年）*では，神経内分泌腫瘍 neuronedocrine neoplasm を神経内分泌腫瘍（neuronedocrine tumors, NETs），神経内分泌癌（neuroendocrine carcinoma, NECs）と混合型腺神経内分泌癌（mixed adenoneuroendocrine carcinoma, MANEC）に分類し，さらに増殖動態によってGrade分類が以下のようになされている。本規約でもこれに準じて分類する。

　　NET G1：核分裂像数が強拡大10視野中2個未満か，Ki-67指数が2%以下
　　NET G2：核分裂像数が同様な視野中2〜20個か，Ki-67指数が3〜20%
　　NEC：核分裂像数が同様な視野中20個をこえるか，Ki-67指数が20%をこえる
　このGrade分類は少なくとも強拡大（約0.2 mm^2）50視野で検討する。Ki-67指数はKi-67抗体（クローン：MIB1）を用い核の陽性率が高い領域を選び500〜2,000個を計測し，陽性率を算出する。もし核分裂像数によるGradeとKi-67指数に基づいたGradeが異なる場合は，数値のより高いGradeを採用する。

　NETs（G1，G2）は，通常類器官構造を示す高分化な腫瘍であるのに対し，NECは類器官構造が不明瞭な低分化な腫瘍で，著しい核異型性，多巣性壊死，高増殖能などを示すことが多い。ただし，類器官構造を示すNETの中にも，高い増殖能（Ki-67＞20%，核分裂像＞20個/HPF）を示す場合があり，一般的なNECと区別して「高分化型NEC」または「NET G3」とよばれることがある。

注1：機能性腫瘍は症候群の責任ホルモンに-omaをつけてよばれることがある。機能性腫瘍の場合には症候群と悪性度がよく相関する。インスリン産生腫瘍 insulinoma の大半は良性，ガストリン産生腫瘍 gastrinoma，グルカゴン産生腫瘍 glucagonoma，ソマトスタチン産生腫瘍 somatostatinoma は悪性の頻度が高い。膵のカルチノイドは狭義にセロトニン産生腫瘍のみに用いる傾向がある。単に免疫組織化学法で膵ホルモンが陽性であっても，そのホルモン名に-omaつけて命名することは避け，-omaという名は症候性腫瘍に限って用いるべきである。

注2：膵神経内分泌腫瘍は multiple endocrine neoplasia type 1（MEN1；Wermer's syndrome）の部分症であることがある。この場合は多発性内分泌腫瘍の存在に注意する必要がある。

C. 併存腫瘍 Combined neoplasms

　外分泌腫瘍と神経内分泌腫瘍が同一腫瘍内に混在あるいは併存してみられる腫瘍。膵管癌と神経内分泌癌が混在する duct-neuroendocrine carcinoma（同義語*mixed adenoneuroendocrine carcinoma（MANEC）），膵管癌と神経内分泌細胞癌と腺房細胞癌が混在する duct-neuroendocrine-acinar cell carcinoma などがある。

D. 分化方向の不明な上皮性腫瘍 Epithelial neoplasms of uncertain differentiation
　1. 充実性偽乳頭状腫瘍 Solid-pseudopapillary neoplasm（SPN）（図107〜109）
　　大部分が若年女性に発生する稀な腫瘍である。ほとんどは良性の経過を示すが，基本的に低悪性度の腫瘍と考えられている。多くは，厚い線維性被膜を有する球形

腫瘍で，充実部分と出血壊死性の囊胞部分が共存するが，稀に出血壊死性の囊胞部分のない例がある．組織像は，小〜中型，円形〜卵円形の好酸性細胞からなる充実性腫瘍で，間質は毛細血管性であり，血管を軸にした偽乳頭構造 pseudopapillary structure を示す．また，腺様構造がみられることもある．腫瘍組織内に好酸性小体（硝子小体），泡沫組織球の集簇，コレステロール肉芽種の出現などをしばしばみる．免疫組織化学法では，βカテニンの核陽性を確認することが重要で，その他 CD10 も陽性を示す．腺房細胞腫瘍や神経内分泌腫瘍との鑑別のためには，それぞれ腺房細胞マーカー（トリプシン，BCL10），神経内分泌マーカー（クロモグラニン A）の陰性所見の確認も有用である．電子顕微鏡では，腫瘍細胞はミトコンドリアの多い未熟な細胞である．

2. 膵芽腫 Pancreatoblastoma（図 110・111）

稀な腫瘍で，多くは 10 歳以下の小児，特に男児に発生する．したがって，小児の膵癌ともよばれる．肉眼的には充実性腫瘍であり，膵管上皮細胞へ分化する部分と腺房細胞へ分化する部分からなる．前者には渦巻状のいわゆる squamoid corpuscle が出現する．また，後者にはチモーゲン顆粒が証明される．そして，これらの細胞群が全体として類器官構造 organoid structure を形成する．AFP 産生性のことが多い．

E. 分類不能 Unclassifiable

化学療法，放射線治療，人為的変化などにより，組織型を判定することが困難なものである．

F. その他 Miscellaneous

[2] 非上皮性腫瘍

各当該規約などで規定する．
（血管腫 Hemangioma, リンパ管腫 Lymphangioma, 平滑筋肉腫 Leiomyosarcoma, 悪性リンパ腫 Malignant lymphoma, 傍神経節腫 Paraganglioma, その他 Others）

---

*WHO Classification of Tumours of the Digestive System, Fourth Edition (Bosman FT, Carneiro F, Hruban RH, Theise ND, eds, IARC, Lyon, France, 2010)

病理図譜

外分泌腫瘍

漿液性腫瘍

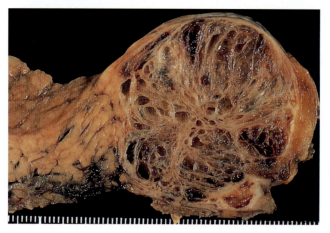

図 48. 漿液性嚢胞腺腫（手術標本割面）
径数 mm までの小嚢胞からなるスポンジ様嚢胞。一見，リンパ管腫を思わせる。内容は透明で漿液性。

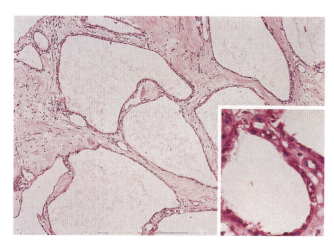

図 49. 漿液性嚢胞腺腫
小嚢胞の内面は立方状あるいは扁平な小型の明るい細胞に被われる。細胞質には，グリコーゲンが豊富である（挿入図。PAS 反応）。

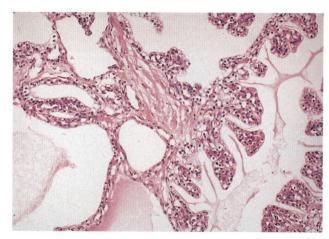

図 50. 漿液性嚢胞腺腫
ときに，乳頭増殖がみられるが悪性の指標とはならない。

粘液性囊胞腫瘍

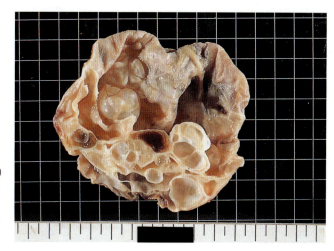

図51. 粘液性囊胞腺腫（手術標本割面）
囊胞壁は厚く，図の中央上部に巨大な腔がみられる。内容は，粘液性あるいは粘血性。内面は多少微細顆粒状であるが，おおむね平滑である。

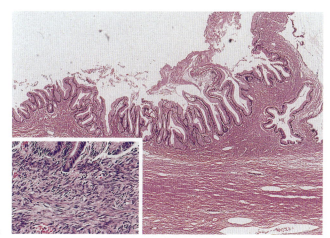

図52. 粘液性囊胞腺腫
壁の一部に乳頭増殖がみられる。間質には卵巣様間質がみられる（挿入図）。

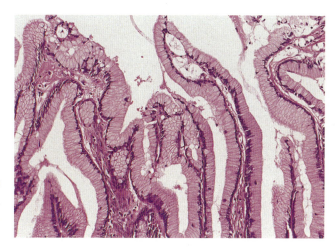

図53. 粘液性囊胞腺腫（図52の拡大）
乳頭増殖を構成する細胞は高円柱状で粘液性。核は小型で揃っており，基底に配列している。

病理図譜 75

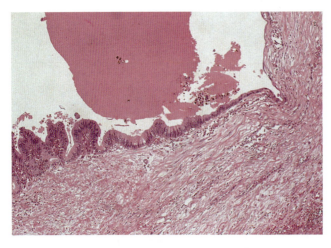

図54. 粘液性嚢胞腺腫
　上皮の粘液量は減少し，核はわずかに腫大している（中等度異型）。

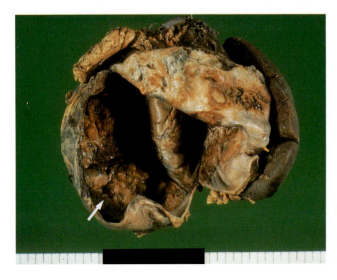

図55. 粘液性嚢胞腺癌（手術標本）
　内面の一部（矢印）に隆起性病変がみられる。左上は膵の一部，右側の黒い臓器は脾。

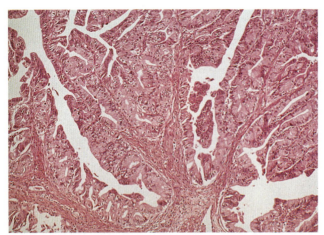

図56. 粘液性嚢胞腺癌（図55矢印部）－組織像
　不規則な乳頭管状増殖がみられる。核は小さく，おおむね基底に配列しているが，形がやや不揃いである。

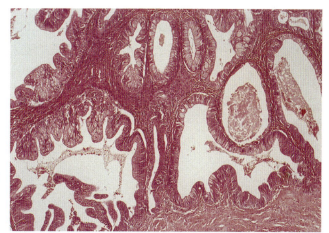

図57. 粘液性囊胞腺癌－図55, 56と同一症例
　ここには，管状構造がみられ，粘液性細胞が目立つ。

膵管内腫瘍

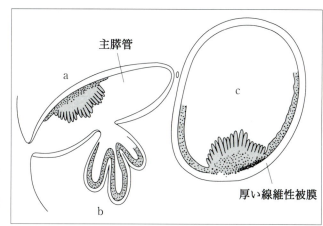

図58. 膵管内乳頭粘液性腫瘍（シェーマ）－粘液性囊胞腫瘍との対比
　aは主膵管型。bは分枝型。cは粘液性囊胞腫瘍。

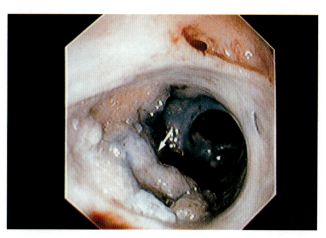

図59. 膵管内乳頭粘液性腫瘍（手術材料）の電子スコープ像
　び漫性に拡張した主膵管内に充満する粘液を取り去り，電子スコピーを尾側から行ったものである。主膵管（Wirsung 管）内に柔らかい平盤状隆起（矢印）がみられる。右上の膵管はSantorini 管。

病理図譜　77

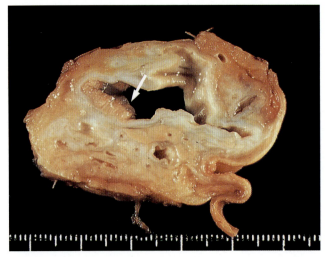

図60. 膵管内乳頭粘液性腫瘍（手術標本割面）－図59と同一症例

　病変（矢印）は主膵管に限局している（主膵管型）。拡大鏡でみると乳頭構造がよくみえる。膵管壁は肥厚し，周囲の膵実質は著しく萎縮している。

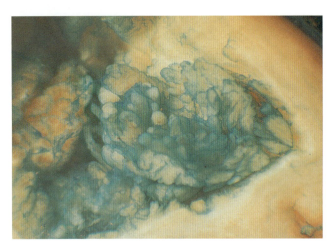

図61. 膵管内乳頭粘液性腫瘍（実体顕微鏡像）

　粘液細胞は，しばしばアルシアンブルー染色が陽性であり，青色に染まった乳頭構造が明らかである。本染色は膵管内面の観察に有用である。

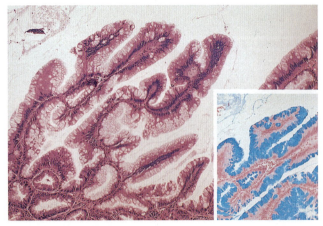

図62. 膵管内乳頭粘液性腺腫－図61と同一症例

　乳頭構造は，しばしば，高円柱状粘液細胞からなる。粘液は酸性で，アルシアンブルー染色が陽性である（挿入図）。核は小型で揃っており，基底に配列している。

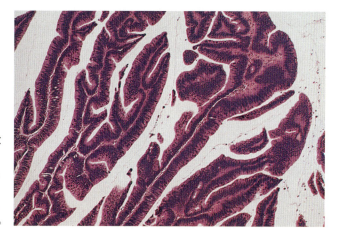

図63. 膵管内乳頭粘液性腺癌—図61と同一症例
　核は小さいが，基底膜側からの離脱 loss of polarity が目立つ。きわめて分化のよい腺癌とみる。本例は腺腫内癌（非浸潤性）としてみられたものである。

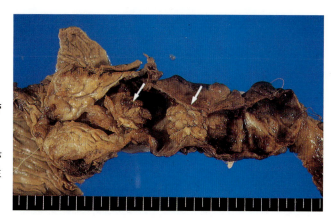

図64. 膵管内乳頭粘液性腫瘍（主膵管型）
　大量の粘液を含み，著しく拡張した主膵管内に2つの絨毛性腫瘍（矢印）がみられる（主膵管型）。膵実質は萎縮性である。本例はきわめて分化のよい腺癌（非浸潤性）であった。

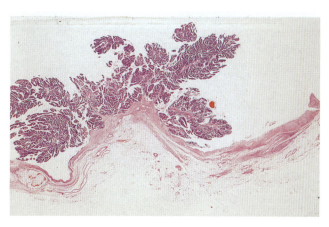

図65. 膵管内乳頭粘液性腺癌のルーペ像—図64と同一症例
　腫瘍は主膵管内に限局しており，非浸潤性である。

病理図譜　79

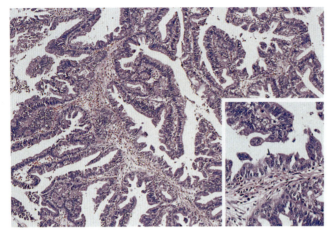

図66. 膵管内乳頭粘液性腺癌－図65の一部の拡大
狭い間質を芯とした，上皮の乳頭状増生がみられるが，パターンがやや不規則で上皮の鋸歯状構造が目立つ。核の配列も乱れており（挿入図），高分化腺癌（非浸潤性）とした。

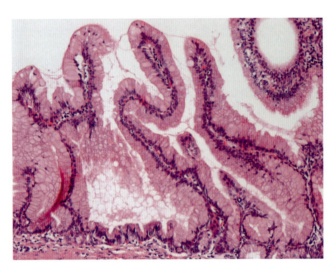

図67. 膵管内乳頭粘液性腺腫，胃型
胃腺窩に類似した腫瘍性上皮が乳頭状に増生している。異型は軽度。

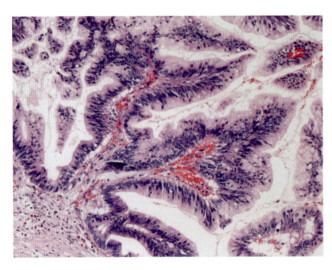

図68. 膵管内乳頭粘液性腺癌，非浸潤性，腸型
腸管の絨毛状腫瘍に類似した腫瘍性上皮が増生している。異型は強い。

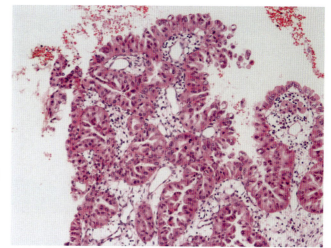

図69. 膵管内乳頭粘液性腺癌，非浸潤性，好酸性細胞型
　好酸性の腫瘍細胞が乳頭状に増生している。核の腫大，極性の乱れが明らかで，異型は強い。

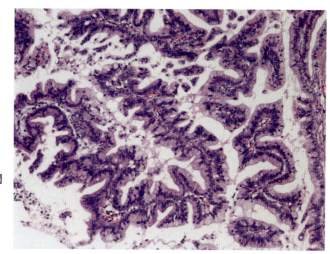

図70. 膵管内乳頭粘液性腺癌，非浸潤性，膵胆道型
　しばしばシダの葉状と称される不整で複雑な乳頭状構造を示す腫瘍性上皮の増生を認める。異型は強い。

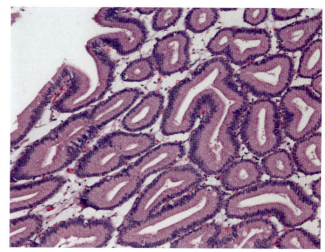

図71. 膵管内乳頭粘液性腺腫，胃型幽門腺亜型
　胃幽門腺に類似した腺管の増生が認められる。異型は軽度。かつて，膵管内管状腺腫とされていたものに相当する。

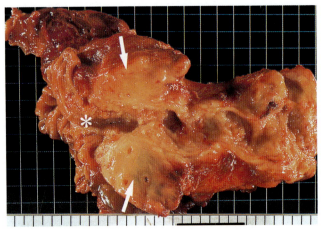

図72. 膵管内乳頭粘液性腺癌，浸潤性
拡張した膵管内には膵管内乳頭粘液性腺癌がみられ，矢印部には明らかな浸潤性膵癌がみられる。＊印は十二指腸乳頭。

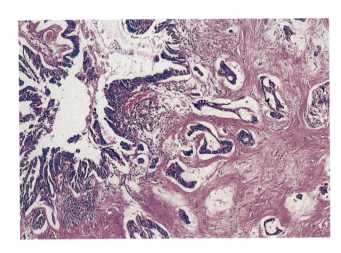

図73. 膵管内乳頭粘液性腺癌，浸潤性
図の左は主膵管に拡がる膵管内乳頭粘液性腺癌であり，そこから管状腺癌が浸潤している。

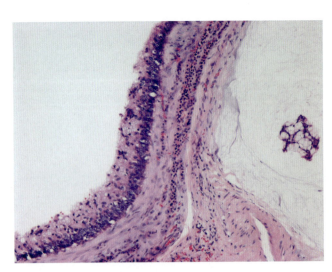

図74. 膵管内乳頭粘液性腺癌，浸潤性
腸型の膵管内乳頭粘液性腺癌に粘液結節型の浸潤癌が伴っている。

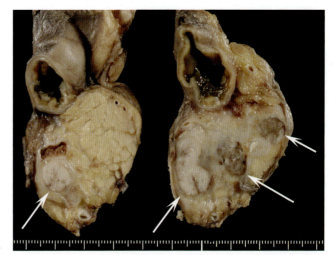

図75. 膵管内管状乳頭腫瘍
　拡張した膵管内に鋳型状にはまり込むように増殖する腫瘍が認められる（矢印）。肉眼的に粘液は認められない。

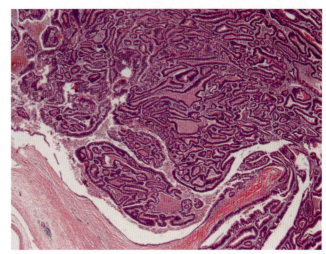

図76. 膵管内管状乳頭腺癌，非浸潤性（図75の組織像）
　膵管内に管状乳頭状呈する腫瘍が充満するように増殖している。

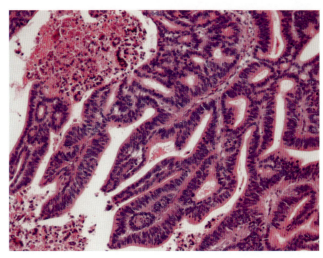

図77. 膵管内管状乳頭腺癌，非浸潤性（図76の強拡大）
　複雑，不整な管状乳頭構造を呈する腫瘍性上皮の増生に管内壊死を認める。構造異型とともに，核腫大，N/C比大，極性の乱れ，核重層化の程度も強い。胞体は好酸性で粘液に乏しい。

病理図譜　83

膵上皮内腫瘍性病変

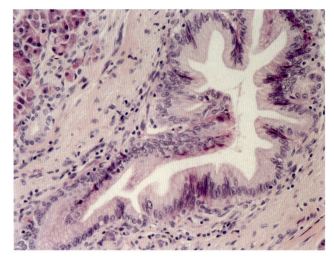

図78. 低異型度膵上皮内腫瘍性病変
　低乳頭状に増生する高円柱状上皮よりなり，核腫大，極性の乱れは一部で中等度。PanIN-2相当。

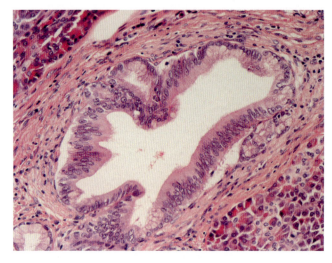

図79. 低異型度膵上皮内腫瘍性病変
　低乳頭状に増生する高円柱状上皮よりなる。核は軽度腫大し，やや重層化を認めるものの立った形で比較的整然と並んでいる。PanIN-2相当。

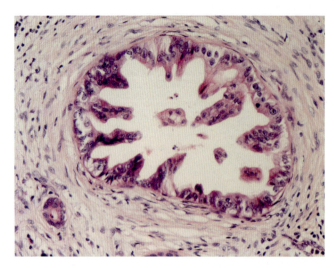

図80. 高異型度膵上皮内腫瘍性病変
　低乳頭状に増生する高円柱状上皮を認めるが構造が芽出様で，不整であり，核の腫大，大小不同，並びの不整，極性の乱れが強い。PanIN-3，上皮内癌相当。

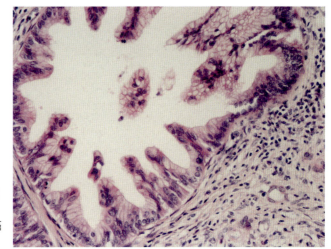

図81. 高異型度膵上皮内腫瘍性病変
低乳頭状に増生する高円柱状上皮よりなるが構造が芽出様で不整癒合を認め，核の腫大，大小不同，並びの不整，極性の乱れが強い。PanIN-3，上皮内癌相当。

浸潤性膵管癌

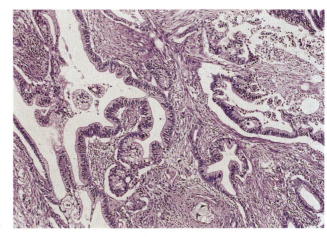

図82. 腺癌，高分化型
乳頭腺管状を示して浸潤する。腺管が大きく，上皮は高円柱状であるので高分化型とする。間質は線維性である。

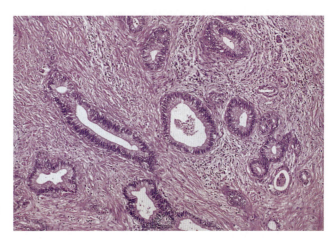

図83. 腺癌，高分化型
高分化腺癌の典型例。間質は線維性である。

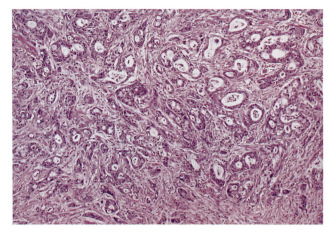

図 84. 腺癌，中分化型
小型〜中型の不整な腺管からなり，融合腺管状もみられる。

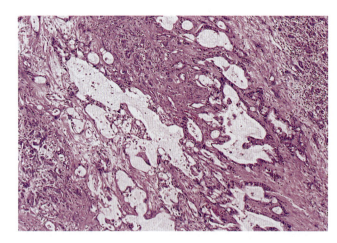

図 85. 腺癌，中分化型
拡張腺管がみられるが，主体は小型腺管であり，拡張腺管の形もきわめて不整であるので，中分化型とする。

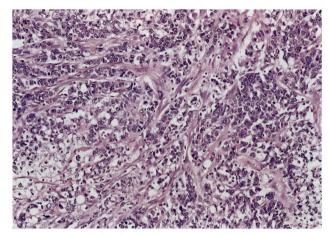

図 86. 腺癌，低分化型
索状構造をとり，腺腔はほとんどみられない。

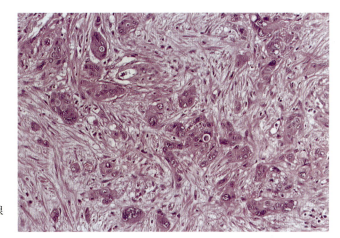

図87. 腺癌，低分化型
腺腔の不明瞭な小さな癌胞巣が，線維増生を伴いながら浸潤している。

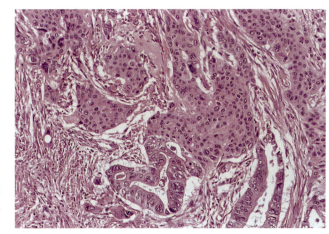

図88. 腺扁平上皮癌
敷石状の扁平上皮癌成分と管状腺癌成分が共存し，一部に移行像がみられる。

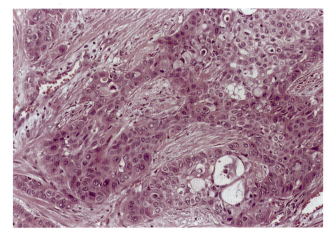

図89. 腺扁平上皮癌
敷石状胞巣の中に小腺管あるいは粘液含有の豊富な癌細胞がみられる。粘表皮癌 mucoepidermoid carcinoma ともよばれる。

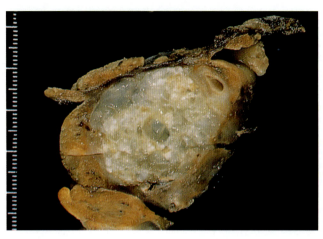

図 90. 粘液癌（手術標本割面）
粘液結節部は，一般に限局性で，周囲に線維性組織が発達する。肉眼的には結節型である。

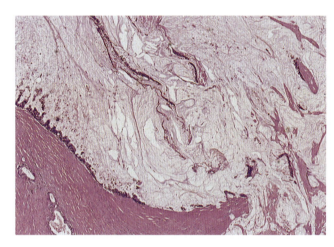

図 91. 粘液癌
粘液塊の辺縁に高分化腺癌がみられる。

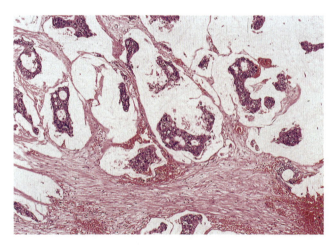

図 92. 粘液癌
粘液湖の中に腺癌集塊が浮遊している。

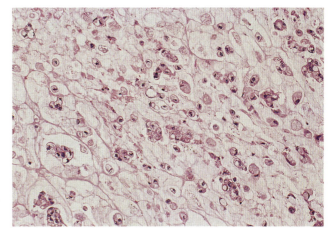

図93. 粘液癌
　粘液湖の中に印環細胞癌が浮遊している。膵の印環細胞癌は，ほとんどがこのような粘液癌としてみられる。

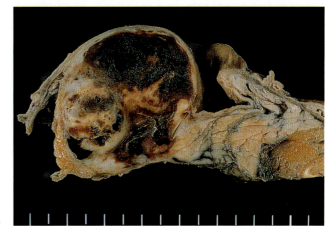

図94. 退形成癌（手術標本割面）
　腫瘍は出血壊死性であり，線維性組織に囲まれることが多い。嚢胞化がみられるが，肉眼型は充実型として扱う。

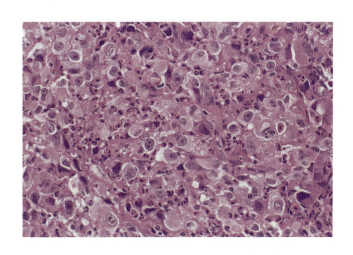

図95. 退形成癌（多形細胞型）
　細胞（核）に大型のものが目立ち，大小不同（多形性）が著しい。

病理図譜　89

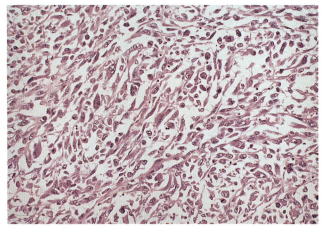

図96. 退形成癌（紡錘形細胞型）
　紡錘形細胞が主体の癌であり、稀な型である。管状腺癌や他の亜型に混在してみられる場合がある。

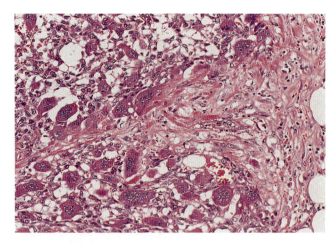

図97. 退形成癌（破骨型多核巨細胞を伴う型）
　未分化な癌細胞の増殖に非腫瘍性の多核巨細胞を伴う退形成癌。多核巨細胞の核は、小型円形で揃っており細胞の中心部に存在し、形態的類似性から破骨型多核巨細胞という。

腺房細胞腫瘍

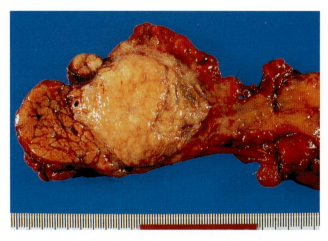

図98. 腺房細胞癌（手術標本割面）
　境界は比較的明瞭であり結節型である。

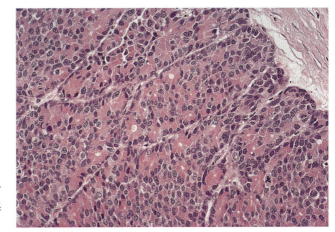

図 99. 腺房細胞癌-図 98 と同一症例
　中心部には腺房構造が目立ち，下方および左方には，より充実性の細胞集団がみられる。

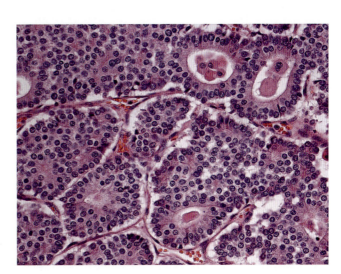

図 100. 腺房細胞癌
　腺管構造を示す成分がみられる。トリプシン陽性が確認された。

神経内分泌腫瘍

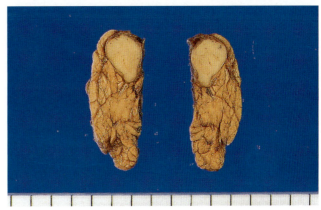

図 101. 神経内分泌腫瘍（手術標本割面）
　径 10 mm の神経内分泌腫瘍，いわゆる島細胞腫である。

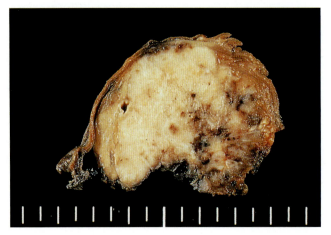

図102. 神経内分泌腫瘍（手術標本割面）
充実性腫瘍で，やや境界が不整なところがある。

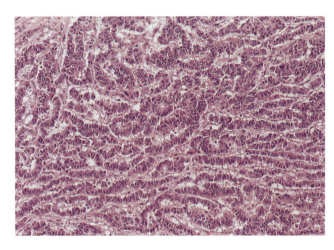

図103. 神経内分泌腫瘍
腫瘍細胞は索状ないしリボン状配列を示す。

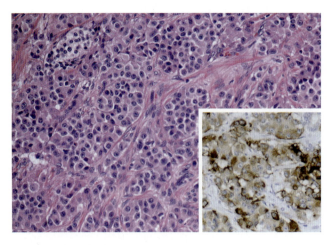

図104. 神経内分泌腫瘍
やや厚い索状あるいは腺房状構造をとる神経内分泌腫瘍。クロモグラニンAに陽性を示す（挿入図）。

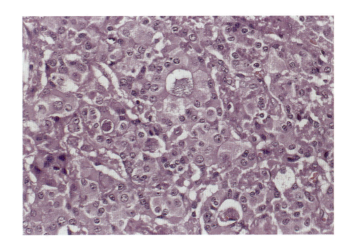

図105. 神経内分泌腫瘍
　ときに腺腔形成をみる。

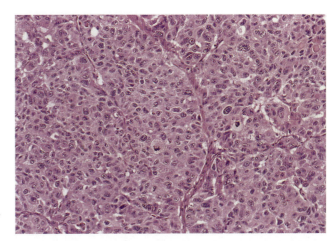

図106. 神経内分泌腫瘍
　敷石状の増殖を示す。分裂像が多くみられ，グレードが高いことが疑われる。

分化方向の不明な上皮性腫瘍

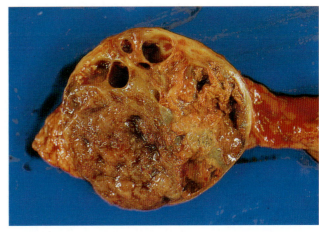

図107. 充実性偽乳頭状腫瘍（手術標本割面）
　膵体部の線維性被膜に包まれた球形腫瘍。充実部分と出血壊死による囊胞部分が共存する。肉眼型は結節型として扱う。

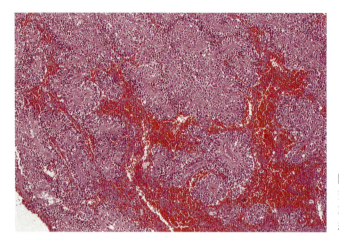

図 108. 充実性偽乳頭状腫瘍
充実部分から出血部分への移行部。敷石状部分が分離し，血管を軸とした偽乳頭構造が目立つ（中央〜下方）。

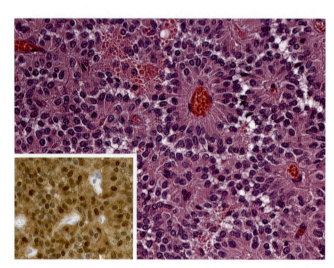

図 109. 充実性偽乳頭状腫瘍
　血管を軸とした偽乳頭状構造が明確である。腫瘍細胞の核は円形〜類円形で胞体は好酸性を示す。βカテニンが胞体，核ともに陽性である（挿入図）。

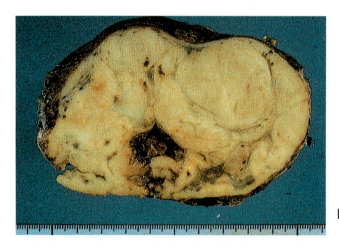

図 110. 膵芽腫（手術標本割面）
　一部に出血壊死を伴う結節型の腫瘍。

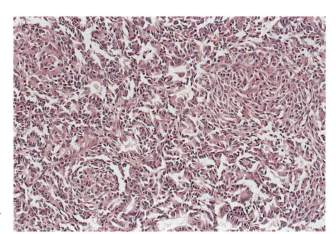

図 111. 膵芽腫
　腺房あるいは管状構造の他に，紡錘形細胞からなる渦巻状構造，いわゆる Squamoid corpuscle がみられる（右上と左下）。

Ⅷ. 膵腫瘍の生検・細胞診所見

1．膵生検組織診断報告

　超音波内視鏡下穿刺吸引（EUS-FNA）生検法が2010年に保険収載されたことにより，膵病変に対する生検組織検査が多く行われるようになってきた。そこで膵癌取扱い規約では，下記のような病理診断報告を推奨する。

[膵生検組織診断の報告様式]
1．検体不適正
2．検体適正
　①腫瘍性病変なし。
　②腫瘍性病変であるかの確定困難。
　③腫瘍性病変あり（組織学的診断名，分化度，グレードなどを記載）。

説明
　1．検体不適正
　　不適正の理由（採取量，変性，アーチファクトなど）を記載する。
　2．検体適正
　①検体量が充分であるか少量であるかを必ず記載する。特定の非腫瘍性病変（自己免疫性膵炎など）が示唆される場合はその旨付記する。
　②確定診断が困難な理由を必ず記載する。検体量のためか，構造異型や細胞異型のためかなど必ず理由を記載する。
　③組織構造，細胞異型，細胞の性状などにより，組織学的診断名と付随する分化度，グレードを膵癌取扱い規約組織分類に準じて可能な範囲で記載する。癌の診断は，浸潤か非浸潤にかかわらず，組織学的に癌と診断可能であれば癌と診断する。生検診断においてはPanINの診断名は用いない。得られる所見に応じて，悪性/良性，上皮性/非上皮性，外分泌性/神経内分泌性などを所見とともに記載する。

生検図譜

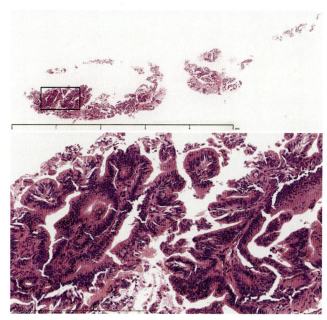

図 112. EUS-FNA（25 G）により採取された標本のルーペ像と拡大像

腫瘍性病変あり，膵管癌。

比較的大きな組織が採取されている。

拡大像：内腔に突出していることが疑われる乳頭状構造が観察される。構成細胞の核は比較的小型で，極性の乱れは弱く，高度異型の腺腫か癌かの鑑別を要する。一部，細胞密度が高く，乳頭状構造の異型も強い。分化型腺癌。

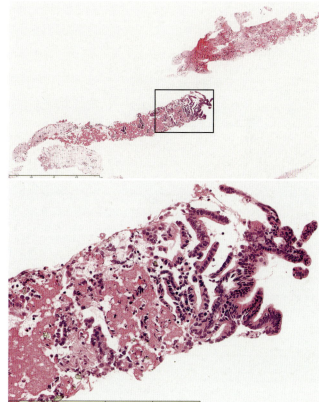

図 113. EUS-FNA（25 G）により採取された標本のルーペ像と拡大像

腫瘍性病変あり，膵管癌。

採取された標本には数個の組織片が採取されている。

拡大像：不規則な腺管と丈の低い乳頭状増殖病変を認める。分化型腺癌。

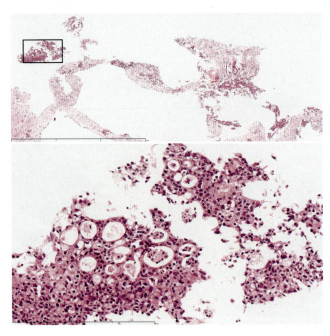

図114. EUS-FNA（25 G）により採取された標本のルーペ像と拡大像

腫瘍性病変あり，膵管癌。
拡大像：篩状構造よりなる。構成する細胞は大小不同が目立つ。中分化型腺癌。

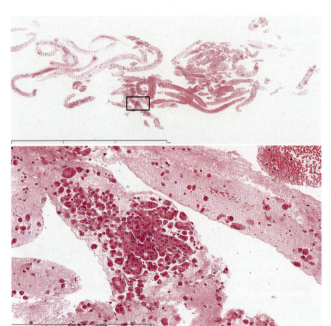

図115. EUS-FNA（25 G）により採取された標本のルーペ像と拡大像

腫瘍性病変あり，膵管癌。
採取された標本には多数の孤立した接合性の弱い細胞が採取されている。
拡大像：接合性が弱くバラバラである異型の強い細胞と小型の腺腔形成を示す細胞よりなる。低分化型腺癌。

図116. EUS-FNA（25 G）により採取
された標本のルーペ像と拡大
像

腫瘍性病変あり，膵管癌。
　少数個の上皮塊が採取されている。
拡大像：一層に配列する上皮の一部に
丈の低い乳頭性増殖病変を認める。構
成している細胞は，小型で異型が弱い
が，配列の乱れや核の極性の乱れより，
癌と診断される。一層に配列する上皮
は比較的配列が整っており，上皮内癌
であることが疑われる。

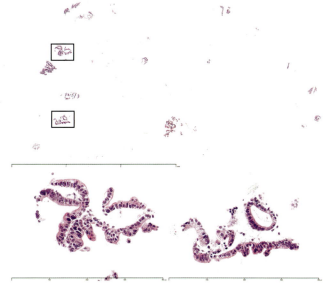

図117. EUS-FNA（25 G）により採取
された標本のルーペ像と拡大
像

腫瘍性病変あり，神経内分泌腫瘍。
　グレード1（Ki-67 指数2%以下）
拡大像：非腫瘍性腺房細胞とシート状
に観察される神経内分泌腫瘍細胞。ク
ロモグラニンA陽性（下左図），シナプ
トフィジン陽性（下右図）。

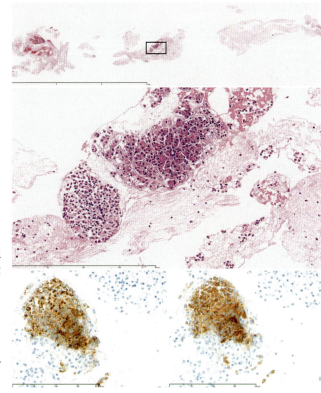

生検図譜　99

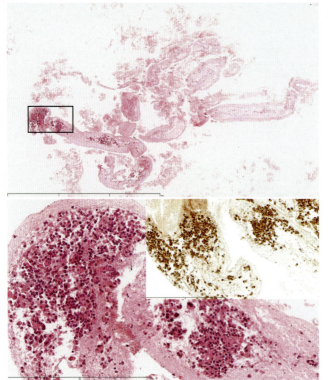

図 118. EUS-FNA（25 G）により採取された標本のルーペ像と拡大像

腫瘍性病変あり，充実偽乳頭状腫瘍。拡大像：髄様に増殖する腫瘍で，配列を読み取ることは難しいが，偽乳頭状に配列している。β カテニンは細胞質内，および核に陽性。HE 染色組織像，β カテニンの染色結果より，充実性偽乳頭状腫瘍と診断される。

2．膵細胞診断報告

　報告様式と細胞判定について要点を述べるとともに，代表的な膵腫瘍である膵管内乳頭粘液性腫瘍（IPMN），浸潤性膵管癌（IDC），腺房細胞癌，神経内分泌腫瘍，充実性偽乳頭状腫瘍 Solid-pseudopapillary neoplasm（SPN）などの細胞像を示し説明を加えた。
　今回，腹腔洗浄細胞診については，普及が十分ではない状況から簡単な記載にとどめた。
　本記載に基づく判定や報告は，臨床家が治療法の選択や再検査の要不要・再検査の緊急度の判断を行ううえで役に立つことを目指している。推定病変については臨床診断・情報や画像所見情報が必要であり，臨床側からの適切な情報提供が望まれる。なお，本規約の細胞診に関する記載に関しては，Papanicolaou Society of Cytopathology Guideline 2014 と日本臨床細胞学会の膵領域の細胞診ガイドライン2015年版との整合性をはかることとした。

1）報告様式と判定

　始めに検体が適切か否かの評価を行う。膵液であれば細胞数は十分か，擦過であれば乾燥などがないか，超音波内視鏡下穿刺吸引細胞診（endoscopic ultrasound-guided fine-needle aspiration cytology：EUS-FNAC）であれば腫瘍を穿刺できているか否かについて記載する。判定は良悪の判定に重点を置き，詳細な細胞所見と推定病変を可能な範囲で記載する。鑑別困難例においては良性あるいは悪性の何れを支持するかを記載することが推奨される。

[膵領域細胞診の報告様式]
1．判定区分
　　検体不適正（inadequate）
　　検体適正（adequate）
　　　陰性/良性（negative/benign）
　　　異型/鑑別困難（atypical/indeterminate）
　　　　良性を支持する所見/疾患（favor benign）
　　　　悪性を支持する所見/疾患（favor malignant）
　　　　その他（others）
　　　悪性の疑い/低悪性度以上（suspicious for malignancy/at least low-grade malignancy）
　　　陽性/悪性（positive/malignant）
2．所見（異型度など），ないしは推定診断名を記載する

2）腹腔洗浄細胞診（CY：Intraoperative peritoneal lavage cytology）の判定区分
CYX：腹腔洗浄細胞診を行っていない
CY0：腹腔洗浄細胞診で癌細胞を認めない
CY1：腹腔洗浄細胞診で癌細胞を認める

3）疾患，各膵腫瘍
(1) 膵管内乳頭粘液性腫瘍 Intraductal papillary mucinous neoplasms（IPMNs）

IPMN の細胞診断で最も重要なことは，非浸潤癌/high-grade の細胞を見落とさないことである。

　ⅰ．【細胞診の判定区分】陰性/良性

辺縁スムーズな大型集塊で，不規則な重積を認めず，核間距離は均等で，核配列は規則性である。粘液細胞が規則的に整列し，集塊の結合性は保たれ，核形不整はなく，クロマチン異常は認めない。背景の粘液は豊富である。IPMA，IPMN with low-grade dysplasia 相当が示唆される。

　ⅱ．【細胞診の判定区分】異型/鑑別困難（favor benign）

軽度の凹凸有する辺縁スムーズな大型～中型集塊で，集塊の結合性は保たれ，重積を示す部分があり，稀に核形不整をみる。膵液内に剝離した小集塊細胞をみる場合もある。IPMA，IPMN with intermediate-grade dysplasia 相当が示唆される。

　ⅲ．【細胞診の判定区分】異型/鑑別困難（others）

中等度の凹凸辺縁中型から小型集塊で，不規則な重積を示す。核間距離不整，核配列の乱れが出現し，集塊の結合性はやや低下する。核形不整を認めることが多く，クロマチンも増加してくる。異型を伴うが，後述の陽性/悪性とする細胞が明らかに出現していない症例が該当し，異型/鑑別困難（others）として臨床医に細胞所見を詳細に報告することが望ましい。

　ⅳ．【細胞診の判定区分】陽性/悪性

一般的に非浸潤癌の細胞像は，悪性の基準を満たし，小型集塊が多いが大型集塊集も含め，集塊辺縁の凹凸不整が目立ち，不規則な重積，核間距離，核配列ともに乱れ，核が細胞辺縁に突出する傾向や核の大小不同，N/C 比の増加，核クロマチンの粗造化，複数の核小体明瞭化など核異型の程度が増加する。壊死性背景が多くみられ，大小様々な異型細胞集塊で出現する場合は浸潤癌が示唆されるが，非浸潤癌の細胞像と浸潤癌の細胞像を明確に区別するのは困難である。IPMC 非浸潤性・浸潤性が示唆される。

参考：膵上皮内腫瘍性病変 Pancreatic intraepithelial neoplasia（PanIN）

IPMN との鑑別に関しては，定義上 PanIN は拡張のない膵管に発生するとされていることから，臨床的・画像上，明らかな膵管の拡張，粘液の貯留が認められる場合には IPMN を疑うが，細胞像のみで IPMN と PanIN を鑑別することは困難である。

(2) 浸潤性膵管癌 Invasive ductal carcinomas（IDCs）
【細胞診の判定区分】陽性/悪性

大小不同の細胞集塊がみられ，細胞異型も低倍率では一見弱くみえることも少なくない。しかし，高倍率（対物 100 倍）の観察では細胞や核の重積性，シート状配列とともに

腺管様構築，核の大小不同，核間距離不整，複数の核小体の明瞭化，核が細胞辺縁に突出する傾向，N/C 比の増加や核クロマチンの粗造化など腺癌の特徴的所見がみられる。また，壊死背景や炎症背景とともに，粘液産生所見や種々の異型を示す腺癌細胞の孤立散在性出現や大小集塊を認める。

 注：この浸潤性膵管癌の中には，腺癌成分と異常角化細胞からなる扁平上皮癌成分が混在してみられる腺扁平上皮癌（adenosquamous carcinoma），高度の粘液の中に腺癌細胞が浮遊するような形態を呈する粘液癌（mucinous carcinoma）や，種々の腺癌成分などとともに異型巨細胞，異型紡錘形細胞や不整な大型異型細胞などを伴う退形成癌（anaplastic carcinoma）などが含まれる。

(3) 腺房細胞癌 Acinar cell carcinoma（ACC）
【細胞診の判定区分】陽性/悪性

細胞診では，腺房構造，充実性，腺管状や細胞の重積性を示す多量の腫瘍細胞からなり，緩い集塊状，孤在性の出現や，一部ではロゼット様配列もみられる。類円形の核はやや偏在性で明瞭な核小体とやや不整で細顆粒状のクロマチンパターンを呈する。細胞質は腺房細胞としての特徴である zymogen 顆粒を有するため，豊富で，やや好酸性の細-粗顆粒状である。しかし，神経内分泌腫瘍との鑑別が困難な場合や神経内分泌腫瘍を含め種々組織型が混在する腫瘍もあるため，腺房細胞などへの分化を免疫染色などで確認する必要がある。腺房細胞癌の免疫染色では，トリプシン，BCL10 などが比較的特異的とされ，細胞診検体を用い確認することも可能である。

 注：SPN，NET などと鑑別を要す症例もあり，このような場合，悪性の疑い/低悪性度以上と判定し，鑑別病変や所見を詳細に記載，報告することが推奨される。また，免疫染色などによる診断が必要となることもある。

(4) 神経内分泌腫瘍 Neuroendocrine neoplasms（NENs）
細胞診の役割としては，神経内分泌腫瘍の特徴を示す細胞形態かどうかの判定が重要となる。

 ⅰ．【細胞診の判定区分】悪性の疑い/低悪性度以上

小型〜中型の比較的一様で単調な類円形核を有する腫瘍細胞が出現する。塗抹時に裸核状になりやすい。比較的疎な結合性を示すが，ロゼット形成や索状，充実胞巣状配列や血管周囲性配列など組織像を反映した細胞配列や，孤立散在性の出現を示す細胞もみられる。腫瘍細胞の核縁は整で，ごま塩状 "salt and pepper" 状とされる砂粒状，粗顆粒状のクロマチンの凝集を認める。形質細胞様の偏在核を示すこともある。多形性は種々の程度にみられるが悪性度との相関はない。核小体の大きさも様々であり，細胞質は細顆粒状で比較的豊富である。神経内分泌腫瘍 Neuroendocrine tumors（NETs，G1，G2）が示唆される。背景にアミロイドがみられる場合はインスリノーマが疑われる。

 ⅱ．【細胞診の判定区分】陽性/悪性

NET の細胞所見とともに壊死や核分裂像が目立つ場合は，神経内分泌癌 Neuroendocrine carcinoma（NEC）の可能性を考慮する必要がある。NECの頻度は低いが，細胞像は肺の小細胞癌，大細胞内分泌癌に類似する。細胞診標本やセルブロックによる免疫染色を行い，神経内分泌細胞への分化を確認することが診断にきわめて有用である。なお，免疫染色によるKi-67標識率の評価は，細胞診や生検検体と手術検体では必ずしも一致しないことがある。NECが示唆される。

  注：細胞学的にNET G1, G2との鑑別困難なNET G3-NECは悪性の疑い／低悪性度以上として報告し，細胞所見が明らかにNECの場合は，陽性／悪性（推定病変：NEC）とする。

  注：腺房細胞癌やSPNとの鑑別が難しい細胞像を呈することがあり，細胞所見の他，年齢や性別等の臨床像が重要である。時には，免疫染色や電顕的な検索が鑑別に必要である。

(5) 充実性偽乳頭状腫瘍 Solid-pseudopapillary neoplasm（SPN）

【細胞診の判定区分】悪性の疑い／低悪性度以上

　穿刺吸引細胞診の検体では採取細胞量は多く，背景に出血や壊死物質を認めることがある。腫瘍細胞は小型類円形で，比較的均一，集塊状，血管周囲性に偽乳頭状あるいは孤在性に出現する。比較的豊富な細い血管構造が認められるが，細胞の結合性は弱い。腫瘍細胞の核クロマチンは細顆粒状で，類円形の核は，核の切れ込みや核溝（nuclear groove）を示すことがある。核小体はみられることはあるが，通常顕著ではない。細胞質は微細顆粒状で，長く伸びる細胞質突起様の構造を認めることがある。核分裂像はほとんど認められない。Giemsa染色で異染性を示すhyaline globulesを認めることもある。細胞診では，変性所見として，出血や壊死背景とともに泡沫細胞，多核巨細胞，コレステロール結晶などがみられ，推定病変の参考になる。

  注：腺房細胞癌やNETとの鑑別が難しい細胞像を呈することがあり，細胞所見の他，年齢や性別等の臨床像が重要である。免疫染色や電顕的な検索が鑑別に必要である。

細胞診ガイドライン膵領域ワーキンググループ委員（五十音順）
専門医委員：清水道生，白石泰三，内藤善哉，中泉明彦，野田　裕，能登原憲司，
　　　　　　広岡保明，三橋智子，南口早智子，山雄健次，若狭朋子
検査士委員：大久保文彦，片山博徳，竹中明美，古旗　淳，丸川活司

■ 細胞診図譜

　以下は病理組織学的に確定診断のついた症例に対応する典型的な細胞像を示す。
　実際の診断過程では，臨床所見を十分に考慮して細胞診判定や報告を行うことが重要である。

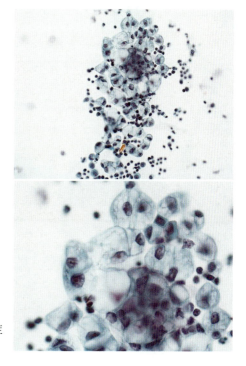

図119．膵管癌　癌性腹膜炎
【細胞診の判定区分】CY1
粘液を産生する明るい細胞集塊がみられ，核小体は明瞭で核異型を伴っている。背景には，リンパ球などの炎症反応を認める。腹水，Papanicolaou（Pap.）染色

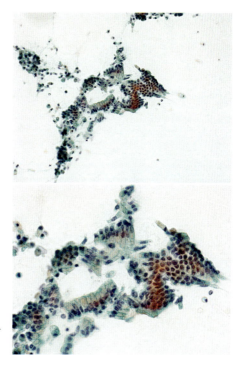

図120．IPMA（IPMN with low-grade dysplasia 相当）
【細胞診の判定区分】陰性/良性
細胞密度の増加したシート状集塊で辺縁はスムーズで最外層は細胞質を保持している。細胞質内には粘液を有し，核は軽度肥大しているが，基底側に規則性に配列している。膵液，Pap.染色

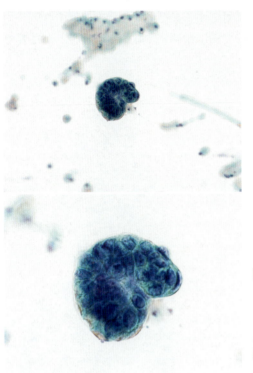

図 121. IPMA（IPMN with intermediate-grade dysplasia 相当）
【細胞診の判定区分】異型/鑑別困難（favor benign）
結合性が保たれ，最外層がスムーズな小集塊を認める。集塊の核の飛び出しは，ほとんどみられない。細胞密度の増加，核の不規則重積，核配列の乱れを認める。膵液，Pap.染色

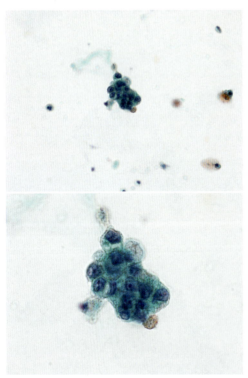

図 122. IPMA（IPMN with intermediate-grade dysplasia 相当）
【細胞診の判定区分】異型/鑑別困難（others）
辺縁に凹凸を示す小集塊を認める。核は，配列不整と核間距離の不均一が目立つ。核クロマチンは微細顆粒状で，核不整が目立つ。膵液，Pap.染色

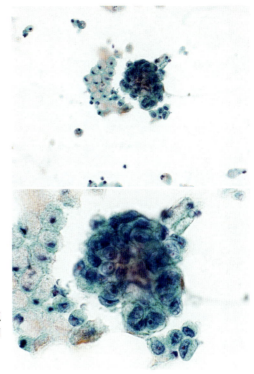

図 123. IPMC
【細胞診の判定区分】陽性/悪性
　腫瘍細胞は不規則な形状の集塊で，核は腫大し，配列不整と核間距離の不均一を認める。細胞境界は不明瞭で，核不整が目立ち，核小体が明瞭である。膵液，Pap.染色

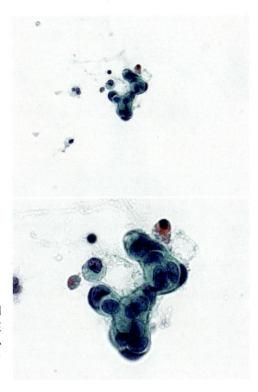

図 124. 参考
【細胞診の判定区分】陽性/悪性
　病理組織学的，細胞診断学的にhigh-grade PanINと確定診断のついた症例の細胞像を示す。
　低倍率では，背景はきれいで，核クロマチンに富み，楕円形核を有する異型細胞の小集塊を認める。異型細胞では，クロマチン増量とともに核小体がみられ，核は偏在する傾向を示す。高倍率では，核の不整や大小不同，核間距離不整，核小体の明瞭化や核クロマチンの粗造化を認める。膵液，Pap.染色

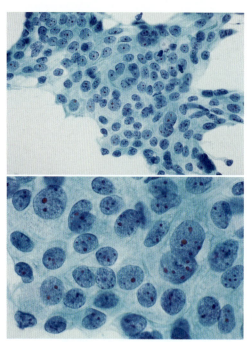

図125. 浸潤性膵管癌（IDC：Invasive ductal carcinoma）
【細胞診の判定区分】陽性/悪性
シート状配列とともに小腺腔，核の重積性，核の大小不同，核間距離不整，さらに核が細胞辺縁に突出する傾向がみられる。高倍率では，核の不整，核小体の明瞭化や核クロマチンの粗造化などの核異型が著明である。EUS-FNAC，Pap.染色

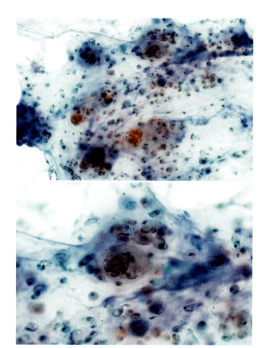

図126. 浸潤性膵管癌（IDC：Invasive ductal carcinoma）
　　　粘液癌（mucinous carcinoma）
【細胞診の判定区分】陽性/悪性
壊死，変性を伴う多量の粘液の中に，粘液を産生する異型細胞を認める。高倍率では，炎症細胞とともに粘液産生を示す異型細胞がみられ核異型が高度である。EUS-FNAC，Pap.染色

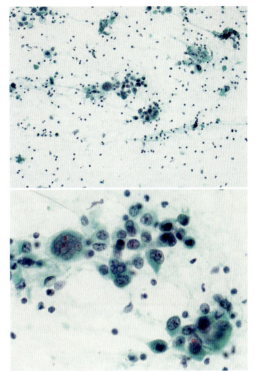

図127. 浸潤性膵管癌（IDC：Invasive ductal carcinoma）
　　　　退形成癌（anaplastic carcinoma）
【細胞診の判定区分】陽性/悪性
　壊死，変性とともに，結合性の低下した大小の異型細胞集塊を認める。高倍率では，多核の異型腫瘍細胞もみられ，腫瘍細胞の核の不整，核小体明瞭化など核異型が高度である。EUS-FNAC，Pap.染色

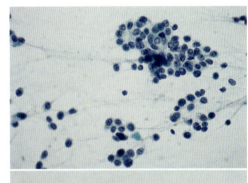

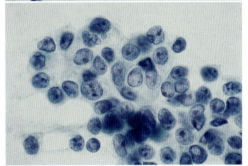

図128. 腺房細胞癌（Acinar cell carcinoma）
【細胞診の判定区分】陽性/悪性
　腺房構造，充実性，腺管状や細胞の重積性，一部ではロゼット様配列を示す多量の腫瘍細胞からなり，緩い集塊状，孤在性の出現もみられる。高倍率では，類円形の核はやや偏在性で明瞭な核小体と抜けたような不整で細顆粒状のクロマチンパターンを呈し，核内偽封入体もみられる。細胞質はやや豊富で好酸性の細－粗顆粒状を示す。EUS-FNAC，Pap.染色

細胞診図譜　109

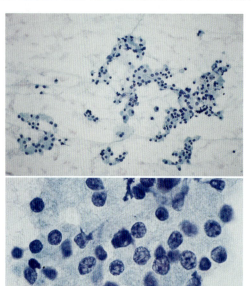

図129. 神経内分泌腫瘍（NET G2：Neuroendocrine tumor）
【細胞診の判定区分】悪性の疑い/低悪性度以上
小型-中型の比較的一様で単調な類円形核を有する腫瘍細胞が大小の集塊で出現している。高倍率では，ごま塩状"salt and pepper"状とされる砂粒状，粗顆粒状のクロマチンを有する腫瘍細胞がロゼット形成や腺管状，索状，充実胞巣状配列を示し，細胞質は細顆粒状で比較的豊富である。EUS-FNAC，Pap.染色

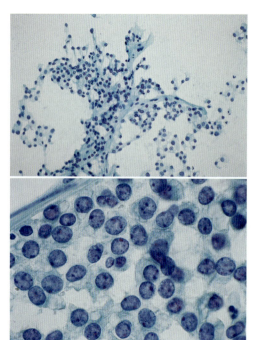

図130. 充実性偽乳頭状腫瘍（Solid-pseudopapillary neoplasm）
【細胞診の判定区分】悪性の疑い/低悪性度以上
腫瘍細胞は集塊状，血管周囲性に偽乳頭状あるいは孤在性に出現している。高倍率では，腫瘍細胞は小型類円形，比較的均一で，結合性は弱く，核クロマチンは細顆粒状を呈し，核小体は目立たない。腫瘍細胞の細胞質は微細顆粒状を示す。EUS-FNAC，Pap.染色

Ⅸ．術前治療後の組織学的評価

薬物・放射線治療後の組織学的効果判定基準

　膵癌に対して薬物療法（化学療法，分子標的治療など）あるいは放射線療法を行った場合に，癌の治療感受性，薬物の種類・投与量・投与方法，放射線の質・線量・照射方法，治療期間，最終治療から手術までの期間などに応じて，癌組織にさまざまな変化がみられる。これらの変化の程度により，膵癌の組織学的効果判定基準を下記のように定める。

　対象は，術前治療後の手術症例における原発巣とする。効果判定は，生存し得ると判断される癌細胞の残存率を目安に行う。治療後組織の病理像から，治療前の癌の範囲や量を推定することはしばしば困難であるが，癌の消失に対する宿主の組織反応を参考に，癌の残存率を推定する。治療効果は原則として浸潤巣のみの変化で判定する。したがって，治療後組織に上皮内成分のみが残存しているものは Grade 4 と判定される。

[効果判定基準の分類]

Grade 1：軽度の効果あるいは無効（Poor or no response）：
　　　　治療による効果が乏しい（癌の推定残存率が 50％以上）。
　　　　Grade 1a：癌の推定残存率が 90％以上。
　　　　Grade 1b：癌の推定残存率が 50％以上かつ 90％未満。
Grade 2：中等度の効果（Moderate response）：
　　　　生存し得ると判断される癌細胞が中等量認められる（癌の推定残存率が 10％以上かつ 50％未満）。
Grade 3：高度の効果（Marked response）：
　　　　生存し得ると判断される癌細胞が少量しか認められない（癌の推定残存率が 10％未満）。
Grade 4：完全奏効（Complete response）：
　　　　生存し得ると判断される癌細胞を認めない。

注1：部位により効果が異なることがある。したがって生検検体は対象とはしない。
注2：癌の推定残存率は，治療前の推定腫瘍量に対する，「生存し得ると判断される癌細胞」の割合とする。「生存し得ると判断される癌細胞」を正確に定義することは難しいが，病理総論的には核濃縮（pyknosis），核崩壊（karyorrhexis），核融解（karyolysis），あるいは核消失がみられる癌細胞は「生存し得ない」と考えられる。
注3：壊死，特に虚血性変化と考えられるような凝固壊死はしばしば未治療の膵癌でも経験される。治療による効果との区別が難しい場合は，治療効果を過大評価しない。
注4：腺癌の場合，癌の消失に対する宿主の組織反応として，多数の泡沫状組織球の出現を伴う黄色肉芽腫様の像，癌細胞を伴わない粘液プール（粘液変性の一種），様々な程度の炎症性細胞浸潤，線維化などが観察される。炎症性細胞浸潤や線維化は，随伴性膵炎との鑑別がしばしば困難であるが，黄色肉芽腫様の像や粘液プールは，既存の癌巣

範囲を推定するときに手掛かりとなる重要な所見である。
注5： 上皮内成分の残存の有無にかかわらず，浸潤癌成分が完全に消失した症例はきわめて予後が良いことが知られている。このような病変は病理学的完全奏効と判断されるが，上皮内成分の残存の意義については今後の検討が必要であるため，上皮内成分の有無について付記することが望ましい。なお，Grade 4と判断されるためには，摘出膵の全割標本による検索が望まれる。
注6： 判定に苦慮する場合には，効果の低い方を選択する。
注7： 手術の根治性は加味しない。すなわち臨床的あるいは病理組織学的に明らかな癌のとり残しがある場合でも，切除範囲内にある程度の病巣が含まれていれば，観察範囲内で治療効果判定を行う。
注8： 現在まで，膵癌に対する術前治療の組織学的効果判定について幾つかの分類が文献的に報告されている。本規約は，多くの施設で使用され，かつ臨床的意義のエビデンスが明確となっているEvans分類[1]ならびにCAP分類[2]を基盤とし，両分類との整合性[3]に配慮しつつ，これらの分類ではやや曖昧にされてきた部分（治療により癌が完全に消失した間質領域，膵管内病変の扱い）を明確にした。

1) Evans DB, Rich TA, Byrd DR, et al. Preoperative chemoradiation and pancreaticoduodenectomy for adenocarcinoma of the pancreas. Arch Surg. 1992; 127: 1335-9.
2) Washington K, Berlin J, Branton P, et al. Protocol for the Examination of Specimens from Patients with Carcinoma of the Exocrine Pancreas. College of American Pathologists. 2010.
3) Chatterjee D, Katz MH, Rashid A, et al. Histologic grading the extent of residual carcinoma following neoadjuvant chemoradiation in pancreatic ductal adenocarcinoma: a predictor for patient outcome. Cancer. 2012; 118: 3182-90.

［Evans分類］
Grade I	Charasteristic cytologic changes of malignancy are present, but little (<10%) or no tumor cell destruction is evident.
Grade II	In addition to characteristic cytologic changes of malignancy, 10%-90% of tumor cells are destroyed.
Grade IIa	Destruction of 10%-50% of tumor cells.
Grade IIb	Destruction of 51%-90% of tumor cells.
Grade III	Few (<10%) viable-appearing tumor cells are present.
Grade IIIM	Sizable pools of mucin are present.
Grade IV	No viable tumor cells are present.
Grade IVM	Acellular pools of mucin are present.

［CAP分類］
Grade 0	Complete response
Grade 1	Marked response
Grade 2	Moderate response
Grade 3	Poor or no response

表 6. 本分類の Evans 分類, CAP 分類との対応表

本分類	Evans 分類	CAP 分類
Grade 1a	Grade Ⅰ	Grade 3
Grade 1b	Grade Ⅱa	
Grade 2	Grade Ⅱb	Grade 2
Grade 3	Grade Ⅲ	Grade 1
Grade 4	Grade Ⅳ	Grade 0

薬物・放射線治療後の組織学的所見

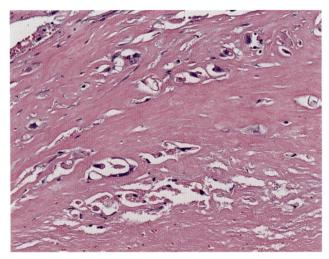

図 131. 癌細胞の治療後変化
　核濃縮，核の消失，細胞境界の不明瞭化などがみられる癌細胞が混在している。

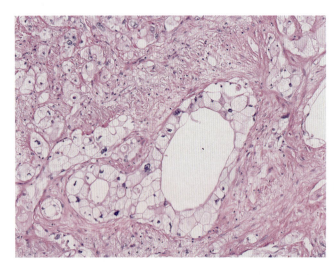

図 132. 癌細胞の治療後変化
　細胞質の淡明化が顕著であるが，大部分は生存し得る癌細胞とみなされる。胞体の淡明化は治療後膵癌組織でしばしば認められる。

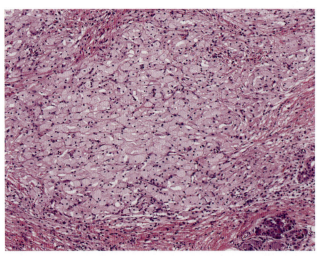

図 133. 癌の消失に対する宿主の組織反応
　多数の泡沫細胞の出現を伴う黄色肉芽腫様の像。

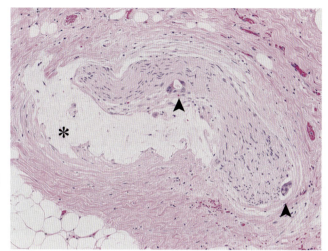

図 134. 癌の消失に対する宿主の組織反応
Viable な癌細胞（矢頭）もみられるが，神経周囲に治療効果と思われる粘液プール（＊）をみる。

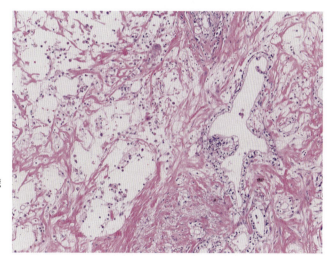

図 135. 癌の消失に対する宿主の組織反応
癌細胞が消失した後と考えられる組織欠損部（左半分）に，少数の炎症性細胞が浮遊している。

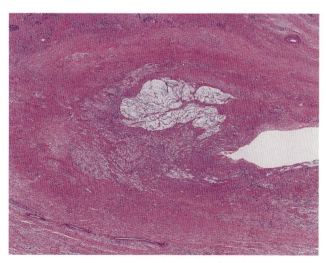

図 136. 癌の消失に対する宿主の組織反応
門脈内膜内に線維化と癌細胞を伴わない粘液プールを認める。

薬物・放射線治療後の組織学的所見

組織学的治療効果判定例（Grade 2）（同一症例：図 137～142）

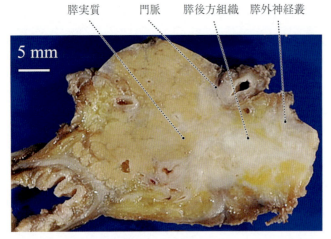

膵実質　門脈　膵後方組織　膵外神経叢

図 137. 放射線化学療法後の膵癌（肉眼像）
　鉤状突起を主座として，門脈壁ならびに膵外神経叢を巻き込む腫瘍を認める。

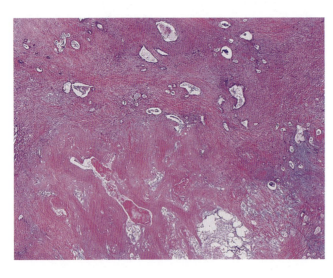

図 138. 膵実質内部（弱拡大）
　凝固壊死部（下半分）に接して，viable な腺癌組織（上半分）が認められる。領域性をもった虚血性変化と考えられるような凝固壊死は，治療による効果とは直ちには判断しがたい。

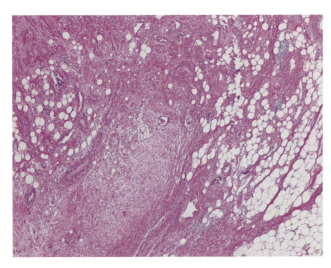

図 139. 膵後方組織（弱拡大）
　広汎な線維化巣に疎らに癌細胞や癌腺管が認められる。

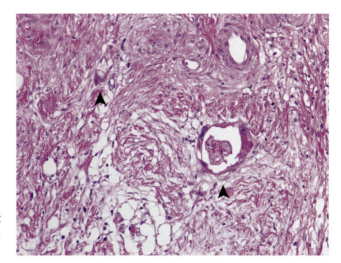

図 140. 膵後方組織(強拡大)
疎な線維化と炎症性細胞浸潤を背景として,少数の癌細胞(矢頭)が疎らに認められる。

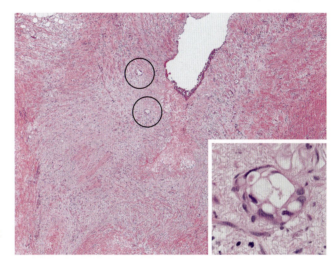

図 141. 門脈壁(弱拡大)
中膜の消失した線維化巣内に癌細胞(円内,挿入図)が少数散見される。

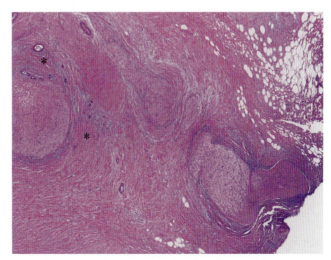

図 142. 膵外神経叢(弱拡大)
神経叢に高度の線維化がみられ,神経叢浸潤が高度あったことが示唆されるが,治療後組織では少数の癌腺管(＊)が散見されるのみ。

組織学的治療効果判定例(Grade 2)

付．TNM 分類（UICC）第 7 版（2009）

膵臓
(ICD-O C25)

分類規約
本分類は膵臓外分泌腺の癌にのみ適用する．組織学的確証がなければならない．以下はT，N，M 各分類評価のための診断法である：

- **T 分類**　　身体的検査，画像診断，および/または手術所見
- **N 分類**　　身体的検査，画像診断，および/または手術所見
- **M 分類**　　身体的検査，画像診断，および/または手術所見

解剖学的亜部位
1. 膵頭部[1]（C25.0）
2. 膵体部[2]（C25.1）
3. 膵尾部[3]（C25.2）

　注：1. 膵頭部の腫瘍は上腸間膜静脈の左縁より右に生じたものである．鉤状突起は頭部の一部とする．
　　　2. 体部の腫瘍は上腸間膜静脈左縁と大動脈の左縁の間に生じたものである．
　　　3. 尾部の腫瘍は大動脈左縁と脾門部の間に生じたものである．

所属リンパ節
所属リンパ節は膵周囲リンパ節で，次の通り細分類される：

- **上方**　　膵頭部および膵体部上方のリンパ節
- **下方**　　膵頭部および膵体部下方のリンパ節
- **前方**　　前膵頭十二指腸，幽門（膵頭部の腫瘍にのみ適用する），および近位上腸間膜動脈より前方のリンパ節
- **後方**　　後膵頭十二指腸，総胆管，および近位上腸間膜動脈より後方のリンパ節
- **脾側**　　脾門部および膵尾部のリンパ節（膵体部と膵尾部の腫瘍にのみ適用する）
- **腹腔動脈側**　　（膵頭部の腫瘍にのみ適用する）

TNM 臨床分類
T-原発腫瘍
- **TX**　　原発腫瘍の評価が不可能
- **T0**　　原発腫瘍を認めない
- **Tis**　　上皮内癌
- **T1**　　膵臓内に限局する，最大径が 2 cm 以下の腫瘍
- **T2**　　膵臓内に限局する，最大径が 2 cm をこえる腫瘍
- **T3**　　膵臓外に進展するが，腹腔動脈幹または上腸間膜動脈に浸潤を伴わない腫瘍

    T4　　腹腔動脈幹または上腸間膜動脈に浸潤する腫瘍

N-所属リンパ節
    NX　　所属リンパ節転移の評価が不可能
    N0　　所属リンパ節転移なし
    N1　　所属リンパ節転移あり

M-遠隔転移
    MX　　遠隔転移の評価が不可能
    M0　　遠隔転移なし
    M1　　遠隔転移あり

pTNM 病理学的分類
　　pT，pN，pM 各分類は T，N，M 各分類に準ずる。
　　pN0 と判定するには，所属リンパ節郭清で12個以上のリンパ節を組織学的に検索する。通常の検索個数を満たしていなくても，すべてが転移陰性の場合は，pN0 に分類する。

病理組織学的分化度
G-病理組織学的分化度
    GX　　分化度の評価が不可能
    G1　　高分化
    G2　　中分化
    G3　　低分化
    G4　　未分化

R 分類
　　治療後の遺残腫瘍の有無は R 記号で記述する。R 分類の定義はすべての消化器系腫瘍に適用する。
    RX　　遺残腫瘍の有無についての評価が不可能
    R0　　遺残腫瘍なし
    R1　　顕微鏡的遺残腫瘍あり
    R2　　肉眼的遺残腫瘍あり

病期分類

0期	Tis	N0	M0
ⅠA期	T1	N0	M0
ⅠB期	T2	N0	M0
ⅡA期	T3	N0	M0
ⅡB期	T1	N1	M0
	T2	N1	M0
	T3	N1	M0
Ⅲ期	T4	Nに関係なく	M0
Ⅳ期	T, Nに関係なく		M1

要　約

膵臓	
T1	膵内に限局≦2 cm
T2	膵内に限局＞2 cm
T3	膵外に進展
T4	腹腔動脈幹または上腸間膜動脈に浸潤
N1	所属リンパ節転移

UICC：TNM悪性腫瘍の分類（第7版）．L. H. Sobin/Ch. Wittekind編, 2009日本版（金原出版）より抜粋

| 膵癌取扱い規約 | 定価（本体 3,800 円＋税） |

1980 年 10 月 20 日　　第 1 版発行
1982 年 6 月 20 日　　第 2 版発行
1986 年 9 月 20 日　　第 3 版発行
1993 年 11 月 30 日　　第 4 版発行
2002 年 4 月 20 日　　第 5 版発行
2009 年 7 月 24 日　　第 6 版発行
2013 年 8 月 30 日　　第 6 版補訂版発行
2016 年 7 月 20 日　　第 7 版発行

編　者　日本膵臓学会

発行者　福村　直樹

発行所　金原出版株式会社
　　　　〒113-8687 東京都文京区湯島 2-31-14
　　　　電話　編集　(03)3811-7162
　　　　　　　営業　(03)3811-7184
　　　　FAX　　　　(03)3813-0288　　　　　© 日本膵臓学会 2016
　　　　振替口座　00120-4-151494　　　　　　　　検印省略
　　　　http://www.kanehara-shuppan.co.jp/　　Printed in Japan

ISBN 978-4-307-20358-6　　　　印刷・製本／三報社印刷㈱

JCOPY ＜(社)出版者著作権管理機構　委託出版物＞

本書の無断複製は著作権法上での例外を除き禁じられています。複製される場合は，
そのつど事前に，(社)出版者著作権管理機構（電話 03-3513-6969，FAX 03-3513-
6979，e-mail：info@jcopy.or.jp）の許諾を得てください。

小社は捺印または貼付紙をもって定価を変更致しません。
乱丁，落丁のものはお買上げ書店または小社にてお取り替え致します。